全国高等医学教育课程创新
"十三五"规划教材

供临床、预防、基础、急救、全科医学、口腔、麻醉、影像、药学、检验、护理、法医、生物工程等专业使用

人体解剖学实验

主　编　李筱贺　吴仲敏

副主编　胡煜辉　李　芳　李明秋

编　者　（以姓氏笔画排序）

王建忠　内蒙古医科大学

王海燕　内蒙古医科大学

白　石　台州学院

孙　成　牡丹江医学院

李　芳　中南大学

李明秋　牡丹江医学院

李筱贺　内蒙古医科大学

吴仲敏　台州学院

张少杰　内蒙古医科大学

陈永峰　台州学院

胡煜辉　井冈山大学

恩和吉日嘎拉　内蒙古医科大学

徐　凯　黄河科技学院

华中科技大学出版社
http://www.hustp.com
中国·武汉

内 容 简 介

本书是全国高等医学教育课程创新"十三五"规划教材。

本书内容共分两部分：基础实验部分和综合实验部分。基础实验部分共有二十二个实验，综合实验部分共有四个实验。各实验内容与理论教学内容衔接，指导学生观察和辨认人体各器官、结构。

本书供临床、预防、基础、急救、全科医学、口腔、麻醉、影像、药学、检验、护理、法医、生物工程等专业使用。

图书在版编目(CIP)数据

人体解剖学实验/李筱贺，吴仲敏主编.—武汉：华中科技大学出版社，2018.8(2024.7 重印)
全国高等医学教育课程创新"十三五"规划教材
ISBN 978-7-5680-4258-1

Ⅰ.①人…　Ⅱ.①李…　②吴…　Ⅲ.①人体解剖学-实验-医学院校-教材　Ⅳ.①R322-33

中国版本图书馆 CIP 数据核字(2018)第 189597 号

人体解剖学实验　　　　　　　　　　　　　　　　　　　　　　　李筱贺　　吴仲敏　主编
Renti Jiepouxue Shiyan

策划编辑：陆修文
责任编辑：余　琼
封面设计：原色设计
责任校对：杜梦雅
责任监印：周治超
出版发行：华中科技大学出版社(中国·武汉)　　　电话：(027)81321913
　　　　　武汉市东湖新技术开发区华工科技园　　　邮编：430223
录　　排：华中科技大学惠友文印中心
印　　刷：武汉市籍缘印刷厂
开　　本：880mm×1230mm　1/16
印　　张：10
字　　数：167 千字
版　　次：2024 年 7 月第 1 版第 5 次印刷
定　　价：39.00 元

全国高等医学教育课程创新"十三五"规划教材
编委会

丛书顾问　　文历阳　秦晓群

委　员（以姓氏笔画排序）

马兴铭	兰州大学	张　悦	河西学院
王玉孝	厦门医学院	张云武	厦门大学
化　兵	河西学院	赵玉敏	桂林医学院
尹　平	华中科技大学	赵建龙	河南科技大学
卢小玲	广西医科大学	赵晋英	邵阳学院
白　虹	天津医科大学	胡东生	深圳大学
刘立新	首都医科大学燕京医学院	胡煜辉	井冈山大学
刘俊荣	广州医科大学	姜文霞	同济大学
刘跃光	牡丹江医学院	姜志胜	南华大学
孙连坤	吉林大学	贺志明	邵阳学院
孙维权	湖北文理学院	秦　伟	遵义医学院
严金海	南方医科大学	钱中清	蚌埠医学院
李　君	湖北文理学院	徐世明	首都医科大学燕京医学院
李　梅	天津医科大学	黄　涛	黄河科技学院
李文忠	荆楚理工学院	黄锁义	右江民族医学院
李洪岩	吉林大学	扈瑞平	内蒙古医科大学
吴建军	甘肃中医药大学	赖　平	湖南医药学院
沙　鸥	深圳大学	潘爱华	中南大学
张　忠	沈阳医学院		

编写秘书　　周　琳　陆修文　蔡秀芳

网络增值服务使用说明

欢迎使用华中科技大学出版社医学资源服务网yixue.hustp.com

1.教师使用流程

（1）登录网址：<u>http://yixue.hustp.com</u>（注册时请选择教师用户）

> 注册 ▷ 登录 ▷ 完善个人信息 ▷ 等待审核

（2）审核通过后，您可以在网站使用以下功能：

管理学生

建立课程　　　　　　　布置作业

下载教学　　　　　　　查询学生学习
资源　　　教师　　　记录等

2.学员使用流程

建议学员在PC端完成注册、登录、完善个人信息的操作。

（1）PC端学员操作步骤

①登录网址：<u>http://yixue.hustp.com</u>（注册时请选择普通用户）

> 注册 ▷ 登录 ▷ 完善个人信息

② 查看课程资源

如有学习码，请在个人中心-学习码验证中先验证，再进行操作。

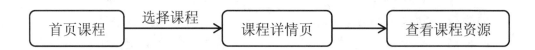

首页课程 —选择课程→ 课程详情页 → 查看课程资源

（2）手机端扫码操作步骤

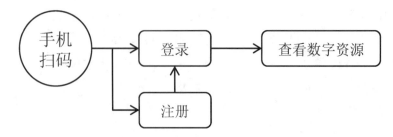

手机扫码 → 登录 → 查看数字资源
　　　　→ 注册 → 登录

总序

Zongxu

《国务院办公厅关于深化医教协同进一步推进医学教育改革与发展的意见》指出:"医教协同推进医学教育改革与发展,加强医学人才培养,是提高医疗卫生服务水平的基础工程,是深化医药卫生体制改革的重要任务,是推进健康中国建设的重要保障""始终坚持把医学教育和人才培养摆在卫生与健康事业优先发展的战略地位。"我国把质量提升作为本科教育改革发展的核心任务,发布落实了一系列政策,有效促进了本科教育质量的持续提升。而随着健康中国战略的不断推进,加大了对卫生人才培养支持力度。尤其在遵循医学人才成长规律的基础上,要求不断提高医学青年人才的创新能力和实践能力。

为了更好地适应新形势下人才培养的需求,按照《国务院办公厅关于深化医教协同进一步推进医学教育改革与发展的意见》《国家中长期教育改革和发展规划纲要(2010—2020 年)》《国家中长期人才发展规划纲要(2010—2020 年)》等文件精神要求,进一步出版高质量教材,加强教材建设,充分发挥教材在提高人才培养质量中的基础性作用,培养医学人才。在认真、细致调研的基础上,在教育部相关医学专业专家和部分示范院校领导的指导下,我们组织了全国 50 多所高等医药院校的近 200 位老师编写了这套全国高等医学教育课程创新"十三五"规划教材,并得到了参编院校的大力支持。

本套教材充分反映了各院校的教学改革成果和研究成果,教材编写体系和内容均有所创新,在编写过程中重点突出以下特点:

(1) 教材定位准确,突出实用、适用、够用和创新的"三用一新"的特点。

(2) 教材内容反映最新教学和临床要求,紧密联系最新的教学大纲、临床执业医师资格考试的要求,整合和优化课程体系和内容,贴近岗位的实际需要。

(3) 以强化医学生职业道德、医学人文素养教育和临床实践能力培养为核心,推进医学基础课程与临床课程相结合,转变重理论而轻临床实践,重医学而轻职业道德、人文素养的传统观念,注重培养学生临床思维能力和临床实践操作能力。

(4) 问题式学习(PBL)与临床案例进行结合,通过案例与提问激发学生学习的热情,以学生为中心,利于学生主动学习。

本套教材得到了专家和领导的大力支持与高度关注,我们衷心希望这套教材能在相关课程的教学中发挥积极作用,并得到读者的青睐。我们也相信这套教材在使用过程中,通过教学实践的检验和实际问题的解决,能不断得到改进、完善和提高。

全国高等医学教育课程创新"十三五"规划教材
编写委员会

前 言

Qianyan

　　人体解剖学是一门实践性很强的医学基础课程,是每个医学生最早接触的基础医学课程之一。实验教学是整个解剖教学过程中的重要环节。解剖教学的效果与实验教学密切相关。在实验教学过程中,教师不仅要让学生掌握理论知识,同时,应重视培养学生独立思考和解决问题的能力及实践能力,教师应循序渐进地引导学生将解剖学知识与其他相关学科以及临床问题相联系,拓宽思维,把培养学生专业素质和提高实践能力融入教学的全过程,将"学生为主体、教师为主导"的理念贯穿于教学中。编撰这本《人体解剖学实验》的初衷,是为配合理论教学内容,指导学生独立进行人体解剖实验内容的学习和操作,使学生真正掌握正常人体结构,为后续基础医学和临床医学课程学习打下良好的基础。

　　这本《人体解剖学实验》是基于五年制临床医学本科人体解剖学大纲要求所编写,所涉及的内容主要服务于临床、护理、药学等相关本科专业系统解剖学实验。因此,本教材适用专业较为宽泛。

　　本教材内容共分两部分:基础实验部分和综合实验部分。基础实验部分按照理论教学内容及学时安排,划分为一系列实验。各实验内容与理论教学内容衔接,指导学生观察和辨认人体各器官、结构。综合实验部分指导学生利用新鲜的猪的器官标本进行学习。在操作过程中根据本实验教材的描述,辨认和观察各种结构的位置、形态及与其他结构之间的相互毗邻关系等。

　　本教材由国内省市级的医学院校教师通力合作,历经近一年的时间编写而成。由于水平有限,不当之处在所难免,衷心希望同仁及学生不吝赐教,以便不断完善本教材。

编　者

目录

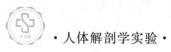

第一部分 基础实验

实验一 骨学总论和躯干骨

【思维导图】

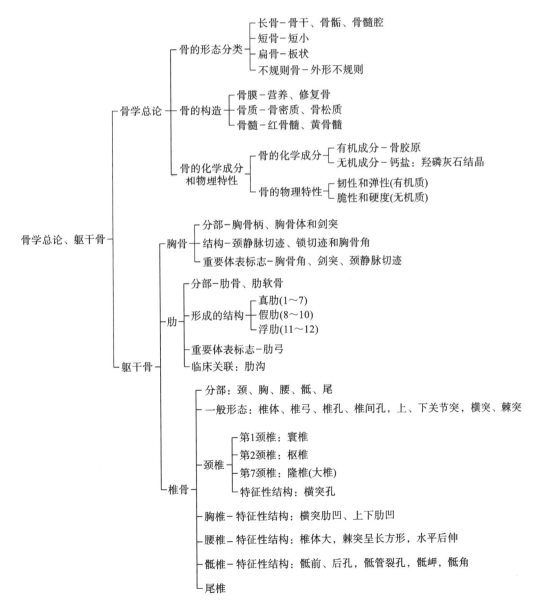

NOTE

【实验目的】

（1）掌握骨的形态分类及骨的构造；躯干骨的组成；椎骨的一般形态、各部椎骨的特征及骶骨的形态特征；胸骨的基本形态结构及胸骨角的特征和意义；肋骨的一般形态、分部、结构和功能，以及肋弓和剑突的位置。

（2）熟悉骨的化学成分和物理性质；躯干骨的重要骨性标志。

（3）了解骨生长发育过程中如何增长和增粗；特殊肋骨的特征。

【实验内容】

（1）观察煅烧骨和脱钙骨，理解骨质构成成分中的有机质和无机质。

（2）在纵行锯开的长骨标本上观察和辨识骨密质、骨松质、骨髓腔、骨小梁等结构。骨密质为骨干处坚硬致密的骨质部分，多围成骨髓腔。

【实验方法】

（1）观察骨骼标本时，应对照书本上插图，准确地将其放在解剖方位上，即分清其上、下、前、后、左、右各方向，因为文字描述结构之间的位置关系是以解剖学方位为基础的。若遇有疑难问题，请以完整骨架作为参照。

（2）各重要骨性标志需在活体上摸认。

（3）使用新鲜猪股骨标本观察骨的构造。用解剖器械剥开骨表面的骨膜，观察骨膜与骨面的关系，向骨的干骺端追踪，观察骨膜与关节面的关系。剖开骨干暴露出骨髓腔，观察黄骨髓及贴于腔内表面的骨内膜。锯开干骺端暴露骨松质并观察红骨髓。

（4）取胸椎标本在胸椎上观察椎骨的一般形态。首先辨明椎体和椎弓以及两者共同围成的椎孔。仔细观察椎弓部分并辨识椎弓根和椎弓板，在椎弓板上分清上、下关节突，椎上、下切迹，横突和棘突。体会胸椎的特征：椎体在横断面上呈心形，其侧面上、下缘处有肋凹。横突末端有横突肋凹。关节突的关节面几乎呈冠状位。

（5）观察颈椎的形态特征：椎体较小、横断面呈椭圆形；椎孔较大、呈三角形，横突上有横突孔。观察特殊颈椎的形态特征：①寰椎：由前弓、后弓和侧块组成，无椎体、棘突和关节突。前弓后面正中处有齿突凹，后弓上面有椎动脉沟。侧块上面有椭圆形关节面，下面有圆形关节面。②枢椎：椎体有向上伸出的齿突。③隆椎：第7颈椎棘突特别长，末端不分叉。

（6）观察腰椎的形态特征：椎体粗大、断面上呈肾形。上、下关节突粗大，关节面几乎呈矢状位，棘突呈板状，水平后伸。

（7）观察骶骨标本：分清骶骨的方位，前面较平整、对向盆腔，后面粗糙隆凸，对向臀面。辨认骶骨上的结构：在骶骨前面寻认 4 对骶前孔；在后面寻认骶正中嵴、4 对骶后孔、骶管裂孔、骶角；侧面观察耳状面。

（8）在全身骨架标本上观察全部肋骨的形态及其与胸段脊柱的胸骨的关系。辨明真肋、假肋和浮肋。在肋骨标本上辨认肋骨的共同形态结构：肋头、肋颈和肋体，寻认肋结节、肋沟和肋角。寻认第 1 肋骨体会其特殊的形态：扁宽而短，无肋角和肋沟。辨认其上面的前斜角肌结节，锁骨下动、静脉沟。

（9）在胸骨标本上辨认出胸骨柄、胸骨体和剑突三部分。寻认颈静脉切迹、锁切迹和胸骨角。

（10）在活体上确认第 7 颈椎棘突、颈静脉切迹、胸骨角、肋弓等骨性标志。

案例解剖分析

案例 1-1：患者，男，56 岁。

主诉：右手拇指及食指麻木十余天。

现病史：十余天前患者受凉后感肩部疼痛，并从肩至手麻木，以拇指及食指最显著。

既往史：5 年前无明显诱因腰部在坐位站起时疼痛，活动后可从事任何工作，后逐渐发展至两臀部及右大腿外侧，右大腿外侧麻木，最近一年向上发展感颈肩背不适，尤其右侧明显。

体格检查：脊柱颈部无侧凸，有后凸畸形。前屈、后伸、左右侧屈和左右旋转等活动功能部分受限，头晕和头颈痛加重。双枕颈部和肩胛骨背面的压痛点高度敏感；双锁骨上窝和背部压痛点均轻度敏感。在上述压痛点上行强刺激推拿后，可使症状部分暂时减轻。腰部脊柱外观无畸形。直腿弯腰指尖距地 20 cm 有僵腰，直腿伸腰部分受限，两者均引出腰骶痛加重。直腿抬高左右各 75°，均引出臀部不适和下肢后侧吊紧感。

辅助检查：X 线片检查示颈椎、腰椎骨质增生。

试分析患者疾病发生的可能原因及症状。

案例解剖
分析答案

NOTE

学习评估答案

【学习评估】

单项选择题

1. 下列各骨中,不属于长骨的是(　　)。

　A. 指骨　　　　　　　　　　B. 桡骨　　　　　　　　C. 胸骨

　D. 跖骨　　　　　　　　　　E. 股骨

2. 下列各骨中,属于短骨的是(　　)。

　A. 骶骨　　　　　　　　　　B. 跗骨　　　　　　　　C. 掌骨

　D. 跖骨　　　　　　　　　　E. 趾骨

3. 关于骨质的说法,正确的是(　　)。

　A. 由骨密质构成　　　　　　　　　　B. 由骨松质构成

　C. 由骨小梁构成　　　　　　　　　　D. 骨密质配布于骨的表面

　E. 骨密质在椎体表面较厚

4. 关于骨膜的说法,正确的是(　　)。

　A. 覆盖于新鲜骨的表面

　B. 由疏松结缔组织构成

　C. 对骨的营养和再生有重要作用

　D. 只有在骨外膜中才有成骨细胞和破骨细胞

　E. 只有在骨内膜中才有成骨细胞和破骨细胞

5. 关于骨髓的说法,正确的是(　　)。

　A. 只充填于长骨的髓腔内

　B. 胎儿、幼儿的骨髓均是红骨髓

　C. 黄骨髓仍有部分造血功能

　D. 黄骨髓永远不能转化为红骨髓

　E. 成年后,髂骨、胸骨内的骨髓将转化为黄骨髓

6. 躯干骨包括(　　)。

　A. 椎骨、胸骨和锁骨

　B. 24 块椎骨、1 块骶骨、1 块尾骨、1 块胸骨和 12 对肋

　C. 椎骨、肋和锁骨

　D. 椎骨、肋软骨和锁骨

　E. 椎骨、肋骨和胸骨

NOTE

7. 有关椎骨特征的描述,正确的是( )。

A.颈椎棘突均分叉

B.颈椎均有横突孔

C.第 6 颈椎棘突长,不分叉

D.胸椎棘突细长,水平伸向后方

E.腰椎关节突呈冠状位

8. 有关椎骨的描述,错误的是( )。

A.胸椎有肋凹和横突肋凹

B.胸椎棘突较长,向后下倾斜,呈叠瓦状排列

C.第 7 颈椎横突的前方有颈动脉结节

D.寰椎呈环形,无椎体、棘突和关节突

E.枢椎椎体上有伸向上方的齿突

9. 关于骶骨的说法,正确的是( )。

A.由 4 块骶椎融合而成

B.呈三角形,盆面隆凸、背面凹陷

C.骶管麻醉时,常以骶角作为寻找骶管裂孔的体表标志

D.岬是位于骶骨上缘中份后方的突起

E.骶前、后孔与骶管不完全相通

10. 关于胸骨的说法,正确的是( )。

A.属于不规则骨　　　　　　　　B.分胸骨柄和胸骨体两部分

C.与胸骨直接连接的肋共 8 对　　D.胸骨角平对第 2 肋

E.胸骨柄两侧有颈静脉切迹

(胡煜辉)

【参考文献】

[1]柏树令,应大君.系统解剖学[M].8 版.北京:人民卫生出版社,2013.

[2]刘执玉.系统解剖学[M].北京:科学出版社,2007.

实验二 颅 骨

【思维导图】

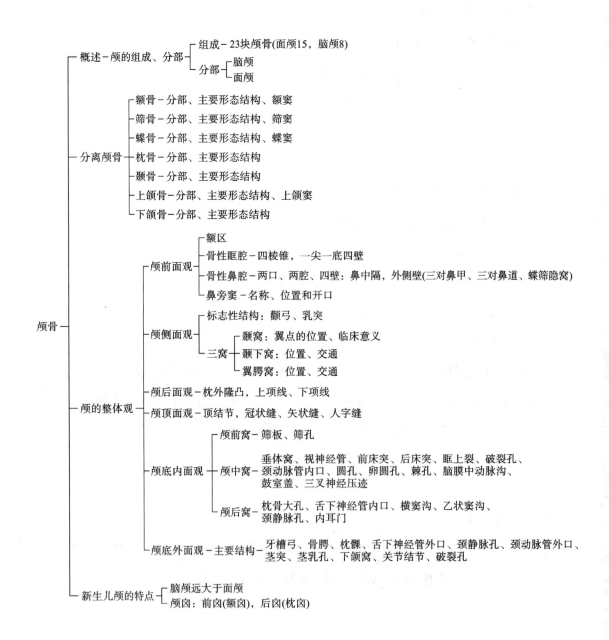

【实验目的】

（1）掌握颅骨的名称、分部、主要结构及颅的整体观。

（2）掌握眶、骨性鼻腔的位置、形态结构和鼻旁窦位置及开口部位。

（3）掌握颅骨的重要骨性标志。

（4）了解脑颅骨及面颅骨的形态特点；新生儿颅骨特征。

【实验内容】

（1）在整颅标本、颅的水平切面标本上仔细观察颅的分部及各颅骨的位置；辨认颅各面的主要形态和结构。

（2）仔细观察各颅骨的分离标本，辨认各颅骨的形态及主要结构。

（3）仔细观察颅骨的矢状切面标本，寻认骨性鼻腔的位置、形态结构和鼻旁窦位置及开口部位。

（4）观察新生儿颅标本，确认其形态特点。

（5）活体触摸，确认枕骨隆突、乳突、颧弓、下颌角等重要骨性标志。

案例解剖分析

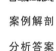
案例解剖
分析答案

案例 2-1：患者，女，38 岁。2 天前开车时因紧急刹车头部撞到汽车仪表盘上，右侧前额部皮下血肿且有皮肤破损，出血不多，无明显头痛及呕吐，神志清楚，到诊所清洁伤口，外敷消毒纱布后返家。第二日起床后发现右侧眼眶周围出现明显淤血青紫，呈"熊猫眼"，且从两鼻孔不断流出清亮的液体。

试分析患者这些临床表现的解剖学基础。

【学习评估】

单项选择题

1. 不属于脑颅骨的骨是（   ）。

A. 额骨   B. 蝶骨   C. 颞骨   D. 腭骨   E. 筛骨

2. 属于成对的颅骨是（   ）。

学习评估答案

A. 犁骨   B. 额骨   C. 蝶骨   D. 上颌骨   E. 筛骨

3. 有关下颌骨的描述，错误的是（   ）。

A. 分一体两支

B. 下颌体上缘为牙槽弓，下缘为下颌底

C.下颌支末端有两个突起,前方的是髁突,后方的为冠突

D.下颌头位于髁突末端

E.下颌角位于下颌支后缘与下颌底相交处

4. 下列哪项属于颅中窝的结构?(　　　)

A.视神经管　　　　　　　　B.内耳门　　　　　　　　C.颈静脉孔

D.筛孔　　　　　　　　　　E.舌下神经管内口

5. 圆孔位于下列何骨上?(　　　)

A.上颌骨　　　B.额骨　　　C.筛骨　　　D.蝶骨　　　E.颞骨

6. 中鼻甲属于下列何骨的结构?(　　　)

A.上颌骨　　　B.蝶骨　　　C.筛骨　　　D.犁骨　　　E.鼻骨

7. 鼻泪管开口于(　　　)。

A.上鼻道　　　B.中鼻道　　　C.下鼻道　　　D.泪囊侧壁　　　E.上颌窦侧壁

8. 不开口于中鼻道的鼻旁窦是(　　　)。

A.额窦　　　B.上颌窦　　　C.筛窦前群　　　D.筛窦中群　　　E.筛窦后群

9. 在直立姿势下,最不易引流的鼻旁窦是(　　　)。

A.上颌窦　　　　　　　　B.额窦　　　　　　　　C.蝶窦

D.筛窦前、中群　　　　　　E.筛窦的后群

10. 有关新生儿颅特征的描述,错误的是(　　　)。

A.脑颅比面颅大

B.脑感觉器官发育早,但咀嚼、呼吸器官不发达

C.前囟呈菱形,生后1~2岁闭合

D.后囟位于矢状缝与人字缝会合处,呈三角形

E.眉弓及眉间发育较快,故明显

(胡煜辉)

【参考文献】

[1]柏树令,应大君.系统解剖学[M].8版.北京:人民卫生出版社,2013.

[2]刘执玉.系统解剖学[M].北京:科学出版社,2007.

实验三 附 肢 骨

【思维导图】

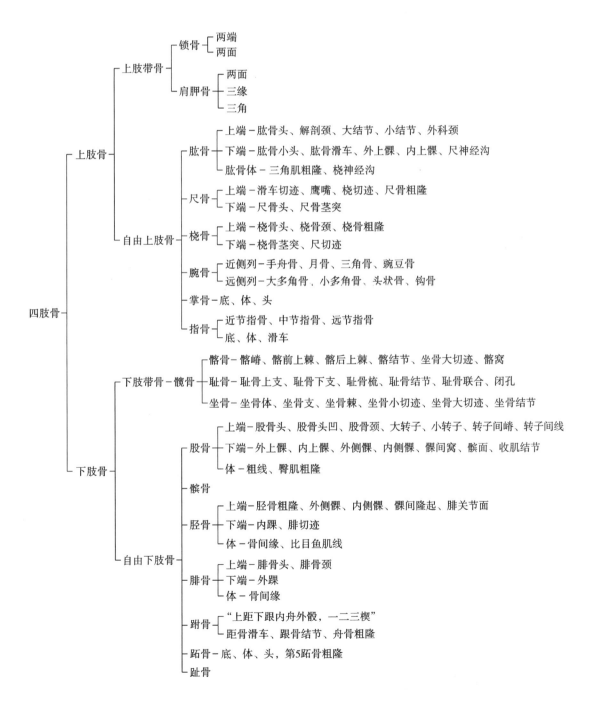

四肢骨
- 上肢骨
  - 上肢带骨
    - 锁骨
      - 两端
      - 两面
    - 肩胛骨
      - 两面
      - 三缘
      - 三角
  - 自由上肢骨
    - 肱骨
      - 上端－肱骨头、解剖颈、大结节、小结节、外科颈
      - 下端－肱骨小头、肱骨滑车、外上髁、内上髁、尺神经沟
      - 肱骨体－三角肌粗隆、桡神经沟
    - 尺骨
      - 上端－滑车切迹、鹰嘴、桡切迹、尺骨粗隆
      - 下端－尺骨头、尺骨茎突
    - 桡骨
      - 上端－桡骨头、桡骨颈、桡骨粗隆
      - 下端－桡骨茎突、尺切迹
    - 腕骨
      - 近侧列－手舟骨、月骨、三角骨、豌豆骨
      - 远侧列－大多角骨、小多角骨、头状骨、钩骨
    - 掌骨－底、体、头
    - 指骨
      - 近节指骨、中节指骨、远节指骨
      - 底、体、滑车
- 下肢骨
  - 下肢带骨－髋骨
    - 髂骨－髂嵴、髂前上棘、髂后上棘、髂结节、坐骨大切迹、髂窝
    - 耻骨－耻骨上支、耻骨下支、耻骨梳、耻骨结节、耻骨联合、闭孔
    - 坐骨－坐骨体、坐骨支、坐骨棘、坐骨小切迹、坐骨大切迹、坐骨结节
  - 自由下肢骨
    - 股骨
      - 上端－股骨头、股骨头凹、股骨颈、大转子、小转子、转子间嵴、转子间线
      - 下端－外上髁、内上髁、外侧髁、内侧髁、髁间窝、髌面、收肌结节
      - 体－粗线、臀肌粗隆
    - 髌骨
    - 胫骨
      - 上端－胫骨粗隆、外侧髁、内侧髁、髁间隆起、腓关节面
      - 下端－内踝、腓切迹
      - 体－骨间缘、比目鱼肌线
    - 腓骨
      - 上端－腓骨头、腓骨颈
      - 下端－外踝
      - 体－骨间缘
    - 跗骨
      - "上距下跟内舟外骰，一二三楔"
      - 距骨滑车、跟骨结节、舟骨粗隆
    - 跖骨－底、体、头，第5跖骨粗隆
    - 趾骨

NOTE

【实验目的】

（1）掌握上、下肢骨的组成、分部，肱骨、尺骨、桡骨、股骨、胫骨、腓骨、髌骨的位置和形态结构。

（2）熟悉四肢骨重要的体表标志。

（3）了解手骨的名称及各骨的形态结构，跗骨的名称及排列位置，跖骨、趾骨的位置、基本形态结构。

【实验内容】

1. 锁骨 观察呈 S 形弯曲，横架于胸廓的前上方，全长在皮下可扪及。胸骨端，较粗大，与胸骨柄的锁切迹相关节。肩峰端，扁平，有椭圆形平坦的关节面，与肩胛骨的肩峰相关节。内侧段：约占内侧 2/3，三棱棒形，向前凸弯。外侧段：约占外侧 1/3，上、下扁，向后凸弯。

2. 肩胛骨 三角形扁骨，观察有三个缘、三个角和两面。上角，平第 2 肋；下角，对第 7 肋，是计数肋标志。观察外侧角、喙突、内侧缘、外侧缘等。后面有肩胛冈、肩峰、冈上窝、冈下窝。

3. 肱骨 肱骨为长骨，分一体两端。观察：肱骨头、解剖颈、大结节、小结节、大结节嵴、小结节嵴、外科颈、三角肌粗隆、桡神经沟、肱骨滑车、肱骨小头、鹰嘴窝、外上髁、内上髁、尺神经沟。

4. 桡骨 前臂两骨中居外侧的长骨。观察：桡骨头关节凹、环状关节面、桡骨颈、桡骨体、桡骨粗隆、骨间缘、尺切迹、桡骨茎突、腕关节面。

5. 尺骨 前臂内侧的长骨，上端大，下端小。观察：滑车切迹、冠突、鹰嘴、桡切迹、尺骨粗隆、骨间缘、尺骨头、尺骨茎突。

6. 手骨 包括腕骨、掌骨和指骨，观察腕骨共 8 块，排成近、远侧两列。每列 4 块，由桡侧向尺侧依次为：近侧列——手舟骨、月骨、三角骨和豌豆骨；远侧列——大多角骨、小多角骨、头状骨和钩骨。掌骨，5 块，由桡侧向尺侧分别称第 Ⅰ～Ⅴ 掌骨。指骨 14 块。拇指两节，即近节指骨和远节指骨。其余 4 指三节，由近侧至远侧依次为近节指骨、中节指骨和远节指骨。

7. 髋骨 左右髋骨与骶、尾骨构成骨盆。髋骨形状不规则，由髂骨、坐骨、耻骨三骨组成。幼年时，三骨借软骨结合，16 岁后，软骨化骨，三骨于髋臼处融合成一骨。观察：髂骨体、髂骨翼、髂嵴、髂前上棘、髂结节、髂前下棘、髂后上棘、髂后下棘、坐骨大切迹、髂窝、弓状线、耳状面、髂粗隆、坐骨棘、坐骨结节、坐骨小切迹、坐骨支、耻骨体、耻骨联合、耻骨嵴、耻骨结节、耻骨上支、髂耻隆起、耻骨梳、闭孔沟、髋臼、髋臼切迹、月状面、髋臼窝、闭孔。

8. 股骨　位于股(大腿)部,是人体最长、最粗壮的长骨,分一体和两端。观察:股骨头、股骨头凹、股骨颈、大转子、小转子、转子间线、转子间嵴、股骨体、粗线、滋养孔、腘面、内侧髁、髌面、内上髁、收肌结节、外上髁髁间窝。

9. 髌骨　全身最大的籽骨,位于股骨下端前面股四头肌腱内,髌底朝上,髌尖朝下。前面粗糙,后面为光滑的关节面,被一纵嵴分为较小的内侧部和较大的外侧部。

10. 胫骨　三棱柱状粗大长骨,为小腿两骨中内侧的一块,分一体两端。观察:内侧髁、外侧髁、髁间隆起、腓关节面、胫骨体、胫骨粗隆、比目鱼肌线、滋养孔、内踝、腓切迹。

11. 腓骨　细长,位于胫骨外侧,分一体两端。观察:腓骨头、腓骨颈、腓骨体、骨间缘、外踝。

12. 足骨　包括跗骨、跖骨和趾骨。跗骨7块,即距骨,跟骨,足舟骨,内侧、中间、外侧楔骨,骰骨。排成前、后两列。后列距骨位于跟骨上方,足舟骨位于距骨前方并偏内侧;前列由内侧至外侧依次为内侧楔骨、中间楔骨、外侧楔骨和骰骨。

案例解剖分析

案例 3-1:患者,女,45 岁,因车祸导致左侧膝关节外下方骨折,表现为小腿前、外侧群肌麻痹,足不能背屈,足背皮肤感觉障碍。

试分析最可能骨折的部位。

案例 3-2:患者,男,56 岁,跌倒时右手、肘部先着地,右肩局部肿胀、压痛。检查结果:以肩部肿胀明显、剧痛及活动受限为主,常规正、侧位 X 线片发现右肱骨解剖颈下 2~3 cm 处骨折。

试分析最可能骨折的部位。

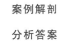

案例解剖
分析答案

学习评估答案

【学习评估】

单项选择题

1. 上肢带骨为（　　　）。

A. 肋骨和锁骨   B. 锁骨和肩胛骨

C. 肩胛骨和胸骨   D. 胸骨和锁骨

E. 肩胛骨和肋骨

2. 尺神经沟位于（　　　）。

A. 肱骨体后方   B. 肱骨外上髁后方

C. 尺骨下端后方   D. 肱骨内上髁后方

E. 尺骨上端后方

3. 股骨下端与何骨相关节？（　　　）

A. 髌骨和腓骨上端   B. 腓骨和胫骨上端

C. 胫骨粗隆和髌骨   D. 胫骨上端和髌骨

E. 胫骨上端和腓骨

4. 下列关于肱骨的描述,错误的是（　　　）。

A. 解剖颈处较易骨折   B. 可分为一体两端

C. 有桡神经沟   D. 桡神经与肱动脉伴行

E. 有尺神经沟

5. 合成髋臼的骨是（　　　）。

A. 髂、坐、耻骨的体   B. 坐骨体、坐骨支和髂骨翼

C. 耻骨体、耻骨支和髂骨体   D. 髂骨翼、坐骨支和耻骨支

E. 髂骨翼、耻骨体和坐骨体

6. 臀肌粗隆是（　　　）。

A. 臀大肌的止点   B. 股二头肌的止点

C. 梨状肌的止点   D. 臀中肌的止点

E. 股四头肌的起点

7. 胫骨下端的骨性结构是（　　　）。

A. 内踝、腓切迹和胫骨粗隆   B. 内侧踝和外侧踝

C. 腓关节面和内踝   D. 腓关节面、腓切迹和外踝

E. 内踝、腓切迹和距骨关节面

8. 桡骨的主要骨性标志为（　　　）。

A.桡骨粗隆和桡骨茎突 B.桡骨粗隆和桡骨头

C.桡骨颈和桡骨粗隆 D.桡骨头和桡骨茎突

E.桡骨茎突和尺切迹

9. 关于锁骨的描述正确的是（　　　）。

A.与喙突相关节 B.胸骨端扁平

C.借关节盘与胸骨体相关节 D.肩峰端粗大

E.常见骨折在中外 1/3 交点处

10. 关于肩胛骨的叙述,正确的是（　　　）。

A.位于胸骨的后内下份

B.喙突与肩胛冈延续

C.上角平对第 3 肋

D.下角平对第 7 肋或第 7 肋间隙

E.上角增厚形成关节盂

（李筱贺　恩和吉日嘎拉）

【参考文献】

[1]柏树令,应大君.系统解剖学[M].8 版.北京:人民卫生出版社,2013.

[2]高秀来.系统解剖学[M].3 版.北京:北京大学医学出版社,2013.

[3]汪剑威,高尚.人体解剖学实验指导[M].北京:北京大学医学出版社,2016.

[4]刘星,汪剑威.系统解剖学实验教程[M].北京:北京大学医学出版社,2010.

[5]徐国成,韩秋生,霍琨.人体解剖学彩色图谱[M].沈阳:辽宁科学技术出版社,2010.

实验四　关　节　学

【思维导图】

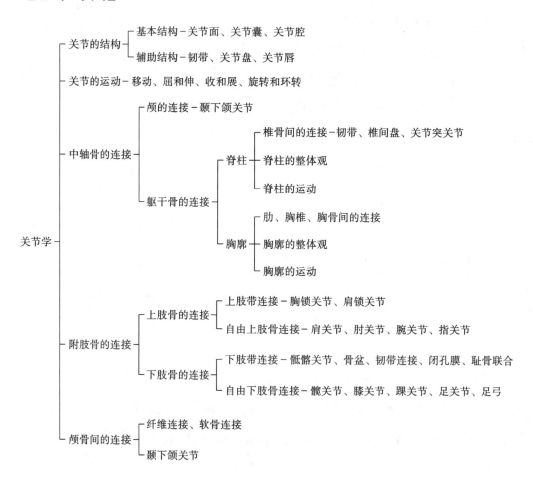

【实验目的】

（1）掌握关节的组成、分部，肩关节、肘关节、腕关节、掌指关节、指间关节、髋关节、膝关节、踝关节的位置和形态结构。

（2）熟悉颞下颌关节、胸锁关节、肩锁关节的结构。

【实验内容】

1. **胸锁关节**　由锁骨内侧端与胸骨柄的锁切迹和第 1 肋软骨组成。关节囊周围有韧带加强，关节囊内有关节盘将关节腔分为内、外侧两部分，使两关节面更加适应。

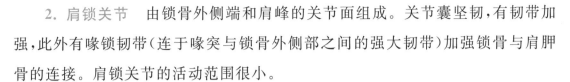

2. **肩锁关节** 由锁骨外侧端和肩峰的关节面组成。关节囊坚韧,有韧带加强,此外有喙锁韧带(连于喙突与锁骨外侧部之间的强大韧带)加强锁骨与肩胛骨的连接。肩锁关节的活动范围很小。

3. **肩关节** 属典型的球窝关节,可做三轴性运动。循冠状轴做屈、伸运动,循矢状轴做收、展运动,循垂直轴做旋内、旋外运动,以及环转等运动。活动范围很大,是全身最灵活的关节。观察:关节面、关节囊。

4. **肘关节** 主要做前壁的屈、伸运动。肘关节伸直时,肱骨内、外上髁和鹰嘴同在一个平面上,体表观察此三点连成一线,在肘关节90°屈曲时,三点的连线成一等腰三角形。观察:肱尺关节、肱桡关节、桡尺近侧关节、关节囊、桡侧副韧带、尺侧副韧带、桡骨环状韧带。

5. **桡尺近侧关节** 略。

6. **桡尺远侧关节** 由桡骨下端的尺切迹、关节盘和尺骨头的环状关节面组成。关节囊较薄弱松弛,附着于关节面的边缘和关节盘。桡尺远侧关节与桡尺近侧关节是联合车轴关节,可做前臂旋前、旋后运动,旋前时,桡骨转至尺骨前面交叉;旋后时,两骨平行。

7. **手关节** 包括桡腕关节、腕骨间关节、腕掌关节、掌骨间关节、掌指关节和手指间关节。①桡腕关节(腕关节):由桡骨下端的腕关节面和尺骨头下方的关节盘下面组成关节窝,由舟骨、月骨、三角骨的近侧面组成关节头。②腕骨间关节:包括近侧列各腕骨间、远侧列各腕骨间和近、远侧列腕骨间的关节。③腕掌关节:是远侧列腕骨的下面与5个掌骨底构成的关节。除拇指腕掌关节外,其余4个腕掌关节,运动范围极小(第5腕掌关节活动范围稍大)。拇指腕掌关节由第Ⅰ掌骨底与大多角骨的下面构成。④掌骨间关节:为第Ⅱ～Ⅴ掌骨底相对面之间的关节。⑤掌指关节:由掌骨头与近节指骨底构成。⑥手指间关节:由近节指骨头与远节指骨底构成。

8. **髋关节** 髋关节为杵臼关节,能做屈、伸、收、展、旋内、旋外和环转运动,因关节头深藏于关节窝内,又有较强大的韧带限制,故其运动幅度远不及肩关节。观察:关节面、关节囊、髂股韧带、坐股韧带、耻股韧带、轮匝带、股骨头韧带。

9. **膝关节** 主要做屈、伸运动。在屈膝90°时,由于胫、腓侧韧带松弛,允许胫骨(小腿)做旋内、旋外运动。观察:关节面、关节囊、髌韧带、胫侧副韧带、腓侧副韧带、腘斜韧带、半月板、膝交叉韧带、翼状襞、髌上囊。

NOTE

10. 足关节　包括距小腿（踝）关节、跗骨间关节、跗跖关节、跖骨间关节、跖趾关节和足趾间关节。观察：距小腿（踝）关节的关节面、关节囊、韧带。跗骨间关节为跗骨与跗骨之间的关节，主要有距跟关节、距跟舟关节和跟骰关节。跗跖关节由3个楔骨分别与第Ⅰ～Ⅲ跖骨底相关节及骰骨与第Ⅳ、Ⅴ跖骨底相关节而成。跖趾关节由跖骨头与近节趾骨底构成。足趾间关节由近节趾骨滑车与远节趾骨底构成。

11. 关节突关节　由每个椎骨的下关节突与其下邻椎骨的上关节相关节突而成。每个关节的活动范围很小，但全部椎间关节共同作用，活动范围就大大增加，故脊柱能做大幅度的运动。

12. 寰枢关节　包括由寰椎下关节面和枢椎上关节面，以及寰椎前弓后面的齿突凹、寰椎横韧带与枢椎齿突的前、后面的四个独立的关节。通过齿突的垂直轴，头可做左右旋转。

13. 寰枕关节　寰椎的上关节面与枕骨髁相关节。关节囊松弛，囊的前后有韧带加强。此关节可使头做俯仰和侧屈运动。

14. 肋椎关节　在骨架上和肋、脊柱连接标本上观察。肋椎关节的运动轴是由肋头中心至肋结节的连线，运动时，肋颈沿此轴旋转，使肋前部上举，肋下缘外翻，扩大胸廓，肋吸气；或肋前部下降，肋下缘内翻，缩小胸廓，肋呼气。

15. 肋头关节　由肋头关节面与胸椎横突肋凹相关节而成。

16. 颞下颌关节（下颌关节）　由颞骨的下颌窝和关节结节与下颌头构成，关节囊松弛，上方附着于下颌窝和关节结节的周缘，下方附着于下颌颈。关节囊的外侧面有自颧弓根部至下颌颈的外侧韧带加强。关节囊内有一纤维软骨的关节盘，将关节腔分为上、下两部。关节盘矢状切面呈"S"形，前部凹向上，后部凹向下。

案例解剖分析答案

案例解剖分析

案例4-1：患者，女，32岁，下午与同事打羽毛球，不小心扭伤膝关节。检查结果：右下肢运动功能障碍，关节肿胀、疼痛，不能继续从事原来的运动，甚至伸直和过屈活动受限；查体时浮髌试验阳性，Lachman检查松弛、无抵抗。

试分析病变发生部位。病变在哪一侧？为什么？

案例4-2：患儿，女，3岁，下午与父亲散步，父亲牵其右臂，其突然感觉右侧肘

NOTE

关节不适。患儿哭闹,肘部疼痛,肘部半屈位,前臂中度旋前,不敢旋前或旋后,不敢举起和活动,检查结果:桡骨头部压痛,X线检查阴性。肱骨内、外髁及鹰嘴构成的倒等腰三角形关系未改变。

试分析病变发生部位。病变在哪一侧? 为什么?

【学习评估】

单项选择题

1. 人体最大最复杂的关节是(   )。

A. 肩关节   B. 肘关节   C. 髋关节   D. 膝关节   E. 腕关节

学习评估答案

2. 前交叉韧带(   )。

A. 限制胫骨向前移   B. 起自股骨内侧髁

C. 伸膝时最松弛   D. 限制胫骨向后移动

E. 屈膝时最松弛

3. 踝关节最不稳定的位置是(   )。

A. 跖屈   B. 背屈   C. 足外翻

D. 足内翻   E. 足跖屈和内翻

4. 不属于肘关节的是(   )。

A. 肱尺关节   B. 肱桡关节

C. 桡骨环状韧带   D. 桡尺近侧关节

E. 桡尺远侧关节

5. 肩关节(   )。

A. 关节四周有韧带加强   B. 关节囊相对薄而松弛

C. 关节窝较深   D. 运动范围较小

E. 以上都不是

6. 关节囊内有韧带的关节是(   )。

A. 肩关节   B. 胸锁关节   C. 肘关节   D. 膝关节   E. 踝关节

7. 颞下颌关节(   )。

A. 由颞骨下颌窝和髁突组成

B. 由髁突、下颌窝和关节结节组成

C. 关节结节位于下颌窝前方

NOTE

D. 关节囊紧张

E. 无上述情况

8. 肩关节脱位常发生在(　　　)。

A. 前上方　　　B. 后上方　　　C. 上方　　　　D. 前下方　　　E. 后下方

9. 不参与构成膝关节的是(　　　)。

A. 股骨下端　　B. 胫骨上端　　C. 腓骨上端　　D. 髌骨　　　　E. 以上都不是

10. 髋关节(　　　)。

A. 是将下肢骨连于躯干上的关节　　　　　　B. 由股骨头和髋臼构成

C. 股骨颈位于关节囊外　　　　　　　　　　D. 股骨颈全部被关节囊包绕

E. 髂股韧带加强关节囊后壁,可限制大腿前屈

(李筱贺　恩和吉日嘎拉)

【参考文献】

[1]柏树令,应大君.系统解剖学[M].8版.北京:人民卫生出版社,2013.

[2]高秀来.系统解剖学[M].3版.北京:北京大学医学出版社,2013.

[3]汪剑威,高尚.人体解剖学实验指导[M].北京:北京大学医学出版社,2016.

[4]刘星,汪剑威.系统解剖学实验教程[M].北京:北京大学医学出版社,2010.

[5]徐国成,韩秋生,霍琨.人体解剖学彩色图谱[M].沈阳:辽宁科学技术出版社,2010.

实验五 头颈肌、躯干肌

【思维导图】

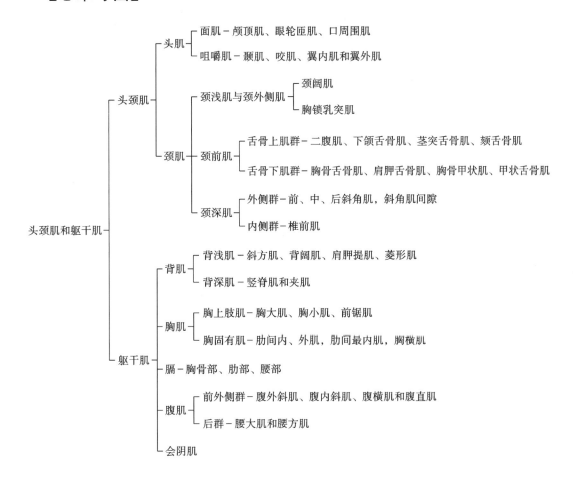

【实验目的】

（1）掌握咀嚼肌的名称、位置和作用；胸锁乳突肌的起止及作用；胸大肌、胸小肌、前锯肌、肋间肌、斜方肌、背阔肌、竖脊肌的位置、形态和作用；腹前外侧肌群的层次、名称和作用；膈肌的位置、形态、结构特点及膈肌运动与呼吸的关系。

（2）熟悉骨骼肌的形态、构造与起止点；肌群配布与关节运动轴的关系；肌的辅助装置。

（3）了解肌的种类和命名；表情肌的分布特点和功能意义；舌骨上、下肌群的位置和名称。

NOTE

【实验内容】

1. 总论　肌根据组织结构和功能不同可分为骨骼肌、心肌和平滑肌。骨骼肌是运动系统的动力部分,一般附着于骨骼,可随人的意志而收缩,所以又称随意肌。

骨骼肌在人体内分布极为广泛,有600多块。每块肌都具有一定的形态、结构、位置和辅助装置,执行一定的功能,且有丰富的血管和淋巴管分布,并接受神经的支配。

(1) 肌的形态与结构:每块骨骼肌包括肌腹和肌腱两部分。肌的形态多种多样,按其外形大致可分为长肌、短肌、扁肌和轮匝肌四种。

(2) 肌的起止、配布和作用:肌的收缩常使两骨靠拢,表现为相应骨和关节的运动。其中相对静止的附着点称为该肌的起点,而相对运动的附着点称为该肌的止点。由于运动复杂多样化,肌肉的定点和动点可以相互转换。每个动作的完成都是许多肌共同参与的结果,每块肌所起的作用不同。围绕关节的每一个运动轴都有两组作用相反的肌,在运动轴一侧发起并完成相应动作的主要肌为原动肌;配合原动肌,协助其完成动作的为协同肌;而运动轴另一侧对抗原动肌作用使运动平稳、精确的肌为拮抗肌;另有一些肌发挥固定附近一些关节的作用,提高原动肌工作的效率,这些肌称为固定肌。四种肌的协调是在神经系统的统一支配下完成的。

(3) 肌的命名:按照肌的外形、大小、纤维方向、位置、起止点及作用等命名是肌的命名原则。

(4) 肌的辅助装置:骨骼肌的周围有筋膜、滑膜囊、腱鞘和籽骨等辅助装置,有协助肌的活动、保持肌的位置、减少运动时的摩擦和保护等功能。

2. 观察头颈肌和躯干肌　头颈肌包括头肌和颈肌。躯干肌分为胸肌、膈、腹肌、背肌和会阴肌。

(1) 观察头肌:头肌包括面肌(表情肌)和咀嚼肌两部分。重点观察咀嚼肌(咬肌、颞肌、翼内肌、翼外肌),咀嚼肌分布于颞下颌关节周围,是完成咀嚼功能主要的肌。注意区分翼内肌和翼外肌。翼内肌起于翼突窝,止于翼肌粗隆,肌纤维方向同咬肌,并协同咬肌和颞肌上提下颌。翼外肌起自蝶骨大翼下面和翼突外侧,止于下颌颈。双侧翼外肌收缩使下颌向前,做张口运动,单侧收缩使下颌拉向对侧。单侧翼外肌和翼内肌收缩时,侧向移位下颌关节;双侧翼外肌和翼内

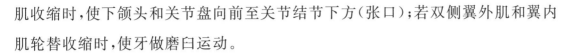

肌收缩时,使下颌头和关节盘向前至关节结节下方(张口);若双侧翼外肌和翼内肌轮替收缩时,使牙做磨臼运动。

(2) 观察颈肌:颈部常以斜方肌前缘为标志,其前为颈,其后为项。颈肌可依其位置结构分为颈浅肌群,舌骨上、下肌群和颈深肌群三层。

观察颈浅肌与颈外侧肌(颈阔肌、胸锁乳突肌)、颈前肌(舌骨上肌群、舌骨下肌群)、颈深肌(前、中、后斜角肌)。重点观察胸锁乳突肌,它是颈部一个突出的体表标志。在活体上掌握其起止点和作用。胸锁乳突肌起于胸骨柄前面和锁骨的胸骨端,止于颞骨乳突,单侧肌收缩使头歪向同侧,面转向对侧并上仰;两侧肌同时收缩可使头后仰。

(3) 观察胸肌:胸肌包括胸大肌、胸小肌、前锯肌、肋间肌。胸大肌位置表浅,呈扇形,覆盖胸廓前壁的大部,可使肩关节前屈、内收和旋内;臂固定时,可引体向上。胸小肌位于胸大肌的深面,呈三角形,作用是使肩胛骨向前下紧贴胸壁,若肩胛骨固定时,可提肋助吸气。前锯肌位于胸廓侧壁,呈锯齿状,其功能是旋转肩胛骨,并拉肩胛骨靠在胸壁上,当肩胛骨固定时,可提肋助吸气。前锯肌瘫痪,肩胛骨下角离开胸廓突出于皮下,称为翼状肩。肋间肌占据肋间隙,浅层是肋间外肌,中层是肋间内肌,最深层是肋间最内肌。肋间外肌位于各肋间隙的浅层,在肋骨前端处向前移行为肋间外膜,此肌起自上位肋的下缘,止于下位肋的上缘,作用为提肋助吸气。肋间内肌位于肋间外肌深面,与肋间外肌的纤维呈直角,起于下位肋的上缘,止于上位肋的下缘,前至胸骨,后达肋角,肋角内侧向后,移行为肋间内膜,作用为降肋助呼气。肋间最内肌位于肋间隙的中部,肋间内肌的深面,肌束方向同肋间内肌。

(4) 重点观察膈肌及其 3 个裂孔。膈肌呈穹隆状,分隔胸、腹腔。肌腹在胸廓下口的周缘和腰椎前面有 3 个起始部位:胸骨部起于剑突后面;肋部起自下 6 对肋骨和肋软骨的内面;腰部以左、右膈脚起自上 2~3 个腰椎以及腰大肌和腰方肌表面腱性组织形成的内、外侧弓状韧带;这三部肌束均向膈的中央集中,止于中心腱。膈有 3 个孔:①主动脉裂孔在第 12 胸椎前方,由左、右膈脚与脊柱共同围成,有降主动脉和胸导管等结构通过;②食管裂孔位于主动脉裂孔的左前上方,是左、右膈脚夹持食管的肌性裂孔,约平第 10 胸椎高度,有食管和迷走神经的前、后干通过;③腔静脉孔位于食管裂孔右前上方的中心腱部,约平第 8 胸椎水平,有下腔静脉通过。在观察过程中,注意区分这 3 个裂孔。膈收缩时降低穹隆,扩大胸腔容积,助吸气;舒张时穹隆上升恢复原位,减小胸腔容积,助呼气;膈肌与腹肌同时收缩,可增加腹压,协助排便、分娩及呕吐等生理活动的完成。

(5)观察腹肌:腹肌是腹前外侧壁和后壁的主要结构,可分前外侧群和后群。腹前外侧壁的肌有腹外斜肌、腹内斜肌、腹横肌和腹直肌,可以形成坚固、有弹性的支撑,保护腹部脏器免受伤害,挤压腹部内容物,协助维持和增加腹压,维持姿势。

①腹直肌是腹前正中线两侧腹直肌鞘内上宽下窄的长肌。全长有 3～4 条横行的腱划分隔,腱划与腹直肌鞘前壁紧密结合,不易剥离。在腹直肌的后面腱划不明显,未与腹直肌鞘后层愈合,易于完全分离。

②腹外斜肌是腹前外侧壁浅层的扁肌,肌纤维部分参与腹前外侧壁的构成。该肌肌束行向前内下方,如插口袋方向;前上部肌束向内侧移行为腱膜,经腹直肌前面,参与腹前壁的构成,至前正中线处与对侧同名腱纤维交织于白线;后下部肌束止于髂嵴前份。腹外斜肌腱膜下缘向下附着于髂前上棘与耻骨结节,此处腱膜卷曲增厚形成腹股沟韧带。腹股沟韧带内侧端的腱纤维折向后下附着于耻骨梳外侧面,并沿耻骨梳向后外上附着,此部转折处称腔隙韧带或陷窝韧带,而沿耻骨梳附着部分称耻骨梳韧带(即 Cooper 韧带)。

③腹内斜肌位于腹外斜肌深面,肌纤维走向大部分同腹外斜肌垂直。大部分肌束向前上方内移行为腱膜,在腹直肌外侧缘分前、后两层包裹腹直肌,并参与构成腹直肌鞘的前层、后层。腹内斜肌下部肌束同腹横肌的腱膜下缘内侧部融合形成腹股沟镰(联合腱),止于耻骨梳的内侧端及耻骨结节附近。腹内斜肌与腹横肌最下部的肌束一起包绕精索和睾丸,并随之降入阴囊称为提睾肌,可升降睾丸。

④腹横肌在腹内斜肌深面,肌束横行向前延续为腱膜,腱膜的上部与腹内斜肌腱膜后层愈合,形成腹直肌鞘后壁,止于白线;腹横肌最下部的肌束和腱膜下缘的内侧部分别参与构成提睾肌和腹股沟镰。

(6)观察背肌:背肌位于躯干背面,可分浅、深两层。浅层主要与肩胛骨的固定及上肢的运动有关,主要有斜方肌、背阔肌、肩胛提肌和菱形肌等;深层主要有夹肌、竖脊肌及其深面的诸多短肌,运动椎骨、颅骨和肋骨,并与韧带一起稳固各椎骨之间的连接。

重点观察并进行活体触摸:

NOTE

①斜方肌,是位于项部和背上部的浅层,为三角形扁肌。该肌起自上项线、枕外隆凸、项韧带、第7颈椎及全部胸椎的棘突和棘上韧带,上部肌纤维行向外下;中部肌纤维水平向外;下部肌纤维斜向外上。作用:使肩胛骨向内靠近脊柱,并可上提或下降肩胛骨;肩胛骨固定时,一侧肌收缩可使颈屈向同侧,面转向对侧;两侧肌同时收缩,可使头后仰。该肌瘫痪,产生"塌肩"。

②背阔肌,是全身最大的扁肌,位于背下部及胸的后外侧。该肌起于下6个胸椎棘突、腰椎棘突、骶正中嵴和髂嵴后份等处,止于肱骨结节间沟底。作用:使肱骨内收、旋内和后伸,使高举的上臂向臂内侧移动;当上肢上举固定时,可引体向上。

(7) 观察会阴肌:肛区的肌群包括肛提肌、尾骨肌和肛门外括约肌。尿生殖区的肌群可分为浅、深两层。浅层肌包括会阴浅横肌、球海绵体肌、坐骨海绵体肌;深层肌包括会阴深横肌、尿道括约肌。

案例解剖分析

案例解剖
分析答案

案例 5-1:患者,男,68 岁。患者有慢性支气管哮喘病史,今晨突发气促、胸闷、咳嗽、呼气性呼吸困难,急送医院处理。

试分析参与呼吸运动的肌有哪些。

案例 5-2:患者,女,28 岁,清晨起床时感到不适、厌食,伴有腹部绞痛。患者感到低热、头晕,故卧床休息,不久疼痛集中于脐周部,至晚上又移到右下腹。由于疼痛剧烈,家人将她送至医院。体格检查:患者体温轻度升高,脉搏较快,让患者指出疼痛开始发作的部位时,患者指向脐周部,问及现在的疼痛部位时,患者指向右下腹。轻触腹部,有肌肉痉挛,在右下腹有触痛和反跳痛,血液检测发现白细胞升高。诊断为急性阑尾炎,需要手术治疗。

试分析经麦氏切口进入腹腔,依次需要经过的肌。请描述这些肌的作用。

【学习评估】

单项选择题

1.下列哪块肌属于面肌?(　　　)

A. 咬肌　　　　B. 颞肌　　　　C. 翼内肌　　　　D. 颊肌　　　　E. 翼外肌

2.有关胸锁乳突肌的描述,正确的是(　　　)。

学习评估答案

NOTE

A. 为颈部深层肌

B. 小部分被颈阔肌覆盖

C. 起自胸骨柄和锁骨内侧端,止于颞骨茎突

D. 一侧肌收缩,头向同侧倾斜,脸转向同侧

E. 双侧肌收缩时可使头后仰

3. 在膈肌的食管裂孔里通过的结构有(   )。

A. 食管和胸导管   B. 食管和迷走神经

C. 食管和主动脉   D. 食管和下腔静脉

E. 食管和膈神经

4. 有关斜方肌的描述,正确的是(   )。

A. 位于项部和背上部前层,单侧肌呈斜方形

B. 起自上项线、枕外隆凸、项韧带、全部胸椎棘突,止于锁骨外 1/3、肩峰、肩胛冈

C. 一侧肌收缩,颈向对侧屈,脸转向对侧;两侧肌同时收缩,可使头后仰

D. 上部纤维降肩胛骨、下部纤维提肩胛骨

E. 该肌瘫痪,可出现"翼状肩"

5. 有关背深肌的描述,不正确的是(   )。

A. 是背部固有肌,在脊柱的两侧,分为长肌和短肌

B. 背深肌对维持人体直立姿势有重要作用

C. 竖脊肌起自骶骨背面和髂嵴的后部,止于椎骨和肋骨,向上可达颞骨乳突

D. 竖脊肌收缩使脊柱前伸和仰头,一侧收缩时则使脊柱侧屈

E. 夹肌一侧收缩使头转向对侧,两侧共同收缩使头后仰

6. 活体不易触摸到的肌是(   )。

A. 背阔肌   B. 胸大肌   C. 三角肌   D. 胸小肌   E. 斜方肌

7. 有关胸大肌的描述,正确的是(   )。

A. 此肌的名称是以形状和位置综合命名的

B. 位置表浅,宽而薄,覆盖胸廓前壁大部分

C. 起于锁骨外侧半、胸骨和第 1～6 肋软骨,止于肱骨大结节嵴

D. 使肩关节内收、旋外和前屈

E. 如上肢固定,可上提躯干,与背阔肌一起完成引体向上的动作

8. 有助于呼气的肌是（　　　）。

A.肋间外肌　　B.肋间内肌　　C.前锯肌　　D.胸小肌　　E.胸大肌

9. 关于腹前外侧壁3个扁肌的描述正确的是（　　　）。

A.3个扁肌由浅入深为腹外斜肌、腹横肌和腹内斜肌

B.腹外斜肌可形成腹股沟韧带、腔隙韧带、腹股沟镰

C.腹内斜肌只参与构成腹直肌鞘的后层

D.腹内斜肌和腹横肌可共同形成提睾肌

E.腹横肌起自腹股沟韧带的内侧 1/3

10. 有关腹直肌的描述，正确的是（　　　）。

A.位于腹前壁正中线的两侧，被腹直肌鞘包裹，为上窄下宽的带状肌

B.起自耻骨联合和耻骨嵴，止于胸骨剑突和第 3～5 肋软骨的前面

C.肌的全长被 1～2 条横行的腱划分成多个肌腹

D.腱划与腹直肌鞘前层紧密结合，在腹直肌的后面腱划不明显，未与腹直肌鞘后层愈合

E.作用是使脊柱后屈、增加腹压

（李芳）

【参考文献】

[1]柏树令.系统解剖学[M].2 版.北京：人民卫生出版社,2010.

[2]罗学港.人体解剖学上册（系统解剖学）[M].北京：高等教育出版社,2010.

[3]徐国成,韩秋生,霍琨.人体解剖学彩色图谱[M].沈阳：辽宁科学技术出版社,2010.

NOTE

实验六　上肢肌和下肢肌

【思维导图】

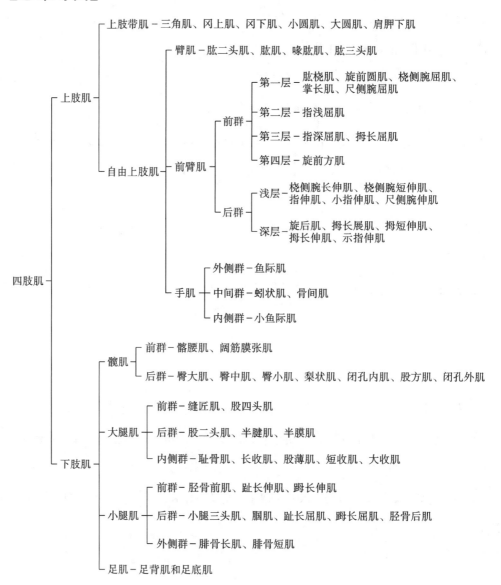

【实验目的】

(1) 掌握三角肌、冈上肌、冈下肌、小圆肌、大圆肌的位置、形态及作用；臂肌的分群、形态及功能；前臂肌前群的分层，各层肌的名称、排列和作用；手中间群各肌的名称、位置和作用；髋肌的分群，髂腰肌、臀大肌、臀中肌、臀小肌、梨状肌的位置及作用；大腿前、后、内侧三群肌的位置及作用；小腿前、外侧、后三群肌的位置及作用。

（2）熟悉前臂肌后群的分层,各层肌的名称、排列和作用。

（3）了解手肌的分群,手肌内、外侧群的作用。

【实验内容】

1. 观察上肢肌

（1）上肢带肌:均起自上肢带骨,止于肱骨,配布于肩关节周围,增强肩关节的稳固性,包括三角肌、冈上肌、冈下肌、小圆肌、大圆肌和肩胛下肌。三角肌厚而有力,覆盖于肩部并形成膨隆的外形,活体可触摸到三角肌。大圆肌为厚的圆形肌,可使臂内收和旋内,下缘形成腋窝后壁外侧部的下缘。小圆肌狭长,被三角肌覆盖,可旋转臂并使其内收。冈上肌占据肩胛骨的冈上窝,冈下肌在冈下窝的 3/4,部分被三角肌和斜方肌覆盖,可稳定肩关节并外旋肱骨。冈上肌、冈下肌、小圆肌和肩胛下肌的肌腱,分别经过肩关节的前方、上方和后方并连成腱板,腱纤维与肩关节囊紧密相连形成"肌腱袖",又称肩袖。当这些肌收缩时,可使肱骨头紧贴肩胛骨的关节盂,加强肩关节的稳定性。

（2）重点观察臂肌:臂肌均为长肌,主要作用是运动肘关节和肩关节。臂肌围绕肱骨并跨越肩关节或肘关节,包绕臂肌的深筋膜鞘深入到肱骨,形成内、外侧肌间隔,分隔臂肌为前群和后群。前群为屈肌,位于肱骨前面,包括肱二头肌、喙肱肌、肱肌。后群为伸肌,位于肱骨后面,为肱三头肌。活体可触摸到肱三头肌、肱二头肌。

（3）前臂肌:分前、后两群包绕在尺、桡骨周围,主要作用于肘关节、腕关节和指间关节。大多数是长肌,向远侧逐渐移行为细长的肌腱,使下半部逐渐变细。前群肌有 9 块,主要为屈肌和旋前肌。分为四层,第一层有肱桡肌、旋前圆肌、桡侧腕屈肌、掌长肌和尺侧腕屈肌;第二层有指浅屈肌;第三层有拇长屈肌和指深屈肌;第四层有旋前方肌。后群肌,主要为伸肌和旋后肌,有 10 块,分为浅、深两层。浅层包括桡侧腕长伸肌、桡侧腕短伸肌、指伸肌、小指伸肌和尺侧腕伸肌。深层包括旋后肌、拇长展肌、拇短伸肌、拇长伸肌和示指伸肌。活体可触摸到肱桡肌。

（4）手肌:是许多短小的肌,主要集中在手的掌侧和掌骨间隙,在前臂肌作用的基础上完成精细的技巧性动作,可分为外侧群、内侧群和中间群。外侧群又称大鱼际,包括:拇短展肌、拇短屈肌、拇对掌肌和拇收肌,可使拇指屈、收、展和对掌。中间群包括:蚓状肌、骨间掌侧肌和骨间背侧肌。蚓状肌为 4 条蚯蚓状的长肌,屈第 2～5 指的掌指关节和伸其指间关节。骨间掌侧肌有 3 块,可使第 2、4、5 指向中指靠拢(内收)。骨间背侧肌有 4 块,以中指为中心外展第 2、3、4 指。由于骨间肌也绕至第 2～5 指背面,止于指背腱膜,故能协同蚓状肌屈掌指关节、伸指间关节。内侧群包括:小指展肌、小指短屈肌、小指对掌肌,可使小指屈、展和对掌。重点观察中间群 3 块肌。

2. 观察下肢肌　下肢肌比上肢肌粗大强壮,以适应维持直立姿势、支持体重和行走的需要。按部位分髋肌、大腿肌、小腿肌和足肌四部分。

(1) 髋肌:髋肌又称盆带肌,位于骨盆内侧和外侧包绕髋关节周围,起运动髋关节的作用。按其所在的部位和作用,分前群和后群。前群包括髂腰肌和阔筋膜张肌;后群肌又称臀肌,位于髋关节后方的臀部皮下,包括 3 块较大的臀肌:臀大肌、臀中肌、臀小肌,主要功能为伸和外展大腿。较小和位置较深的肌包括:梨状肌、闭孔内肌、闭孔外肌和股方肌,主要功能为外旋大腿,稳固髋关节。臀大肌为四方形厚扁肌,是臀部最大、最重和纤维最粗的肌。下肢固定时,能伸直躯干,防止躯干前倾,是维持人体直立的主要肌之一。除了臀中肌后 1/3 外,其覆盖其他臀肌。活体可触摸到臀大肌,做屈大腿动作时,感受臀大肌下缘向上移动。臀中肌、臀小肌呈扇形,两者纤维走行方向一致。两肌作用相同,整个肌肉收缩可使大腿外展,前部肌纤维收缩时,使大腿旋内;后部肌纤维收缩,则使大腿旋外;当大腿固定时,则使骨盆侧倾。梨状肌呈梨形,位于小骨盆后壁,部分位于髋关节后面。它从坐骨大孔穿出骨盆,并基本填满该孔,是臀部的标志。

(2) 大腿肌:大腿肌分前群、后群和内侧群,位于股骨的前面、内侧和后面。前群有缝匠肌、股四头肌;缝匠肌屈髋关节和屈膝关节,并使已屈的膝关节旋内。股四头肌为全身最大、力量最强的肌,起点有 4 个头:股直肌、股内侧肌、股外侧肌和股中间肌,可伸膝关节,股直肌可屈髋关节。内侧群有耻骨肌、长收肌、短收肌、股薄肌、大收肌,可内收、外旋髋关节;后群有股二头肌、半腱肌和半膜肌。股二头肌伸髋关节、屈膝关节并旋外;半腱肌和半膜肌可伸髋关节、屈膝关节并旋内。

(3) 小腿肌:比较粗壮,参与维持直立姿势和行走。分为三群:前群、外侧群、后群。前群为足背屈、内翻肌和伸趾肌,包括胫骨前肌、趾长伸肌、踇长伸肌;外侧群为屈踝、足外翻肌,包括腓骨长肌、腓骨短肌;后群为屈膝、屈踝、足内翻和屈

NOTE

趾肌,包括小腿三头肌、腘肌、胫骨后肌、趾长屈肌、踇长屈肌。

(4)足肌:分足背肌和足底肌。足背肌较细小,有踇短伸肌和趾短伸肌,协助伸趾间关节。足底肌有内侧群、外侧群和中间群。

案例解剖分析

案例 6-1:患者,男,12 岁。在踢足球的过程中不小心被队友从侧面撞倒并扭伤左膝,当即感到左膝剧痛,送医院检查发现:左膝呈微屈姿势,有肿胀,伸膝关节明显受限。

试分析膝关节的结构特点及参与膝关节屈、伸运动的肌有哪些。

案例 6-2:患者,男,21 岁,体操运动员,有肱二头肌肌腱炎和肌腱袖伤病史,肩关节前部有模糊痛。初步检查发现,肱二头肌沟上有压痛,前臂屈曲、旋后无力。

试分析患者哪个部位受损及参与肩关节运动的肌有哪些。

案例解剖
分析答案

【学习评估】

单项选择题

1. 可使肩关节外展的肌中最主要的一对肌是(　　)。

A. 三角肌和胸大肌　　　　　　　　　B. 三角肌和冈上肌

C. 三角肌和肩胛下肌　　　　　　　　D. 肩胛下肌和冈下肌

E. 肩胛下肌和大圆肌

学习评估答案

2. 有关前臂肌前群的描述,正确的是(　　)。

A. 有 9 块,分 5 层排列　　　　　　　B. 前群为伸肌群

C. 均起于肱骨内上髁　　　　　　　　D. 均跨腕关节

E. 旋前方肌可使前臂旋前

3. 有关大腿肌的描述,不正确的是(　　)。

A. 分为前群、内侧群和后群

B. 三群肌分别位于股骨的前面、内侧和后面

C. 前群包括缝匠肌和股四头肌,分别屈髋屈膝和屈髋伸膝

D. 后群包括股二头肌、半腱肌、半膜肌,可以伸髋屈膝

E. 内侧群有 5 块,内收、内旋髋关节

4. 伸肘关节最主要的肌是（　　　　）。

　　A. 肱二头肌　　B. 肱桡肌　　　　C. 肱三头肌　　D. 喙肱肌　　　　E. 肱肌

5. 活体不易触摸到的肌是（　　　　）。

　　A. 肱二头肌　　　　　　　B. 肱三头肌　　　　　　　C. 肱桡肌

　　D. 旋前方肌　　　　　　　E. 腓肠肌

6. 能伸髋关节和屈膝关节的肌是（　　　　）。

　　A. 大收肌　　　　　　　　B. 缝匠肌　　　　　　　　C. 股二头肌

　　D. 股四头肌　　　　　　　E. 耻骨肌

7. 下列哪块肌能伸踝关节、使足内翻？（　　　　）

　　A. 胫骨前肌　　　　　　　B. 腓骨长肌　　　　　　　C. 腓骨短肌

　　D. 小腿三头肌　　　　　　E. 趾长屈肌

8. 有关喙肱肌的描述，正确的是（　　　　）。

　　A. 位于臂肌浅层　　　　　　　　　　　B. 在肱二头肌长头的后内方

　　C. 起自肩胛骨盂上结节　　　　　　　　D. 止于肱骨中部内侧

　　E. 协助肩关节外展、内收

9. 关于手肌中间群肌的描述，正确的是（　　　　）。

　　A. 蚓状肌起于指浅屈肌桡侧，止于第 2～5 指指背腱膜

　　B. 蚓状肌可屈掌指关节，伸指间关节

　　C. 骨间掌侧肌有 3 块，可内收 2、4、5 指，伸掌指关节，屈指间关节

　　D. 骨间背侧肌有 3 块，可外展 2、3、4 指，屈掌指关节，伸指间关节

　　E. 骨间背侧肌起于第 2～5 掌骨的相对侧，止于第 1～4 指近节指骨及指背腱膜

10. 关于下肢后群肌的描述，正确的是（　　　　）。

　　A. 位于臀部，又称臀肌，有 6 块

　　B. 臀大肌可伸及外旋髋关节

　　C. 梨状肌起自盆内骶骨前面，向外出坐骨小孔达臀部，可外展、外旋髋关节

　　D. 臀小肌位于臀大肌的深面，可外展髋关节

　　E. 闭孔外肌位于臀肌的深层，可内旋髋关节

（李　芳）

【参考文献】

[1]柏树令.系统解剖学[M].2 版.北京:人民卫生出版社,2010.

[2]罗学港.人体解剖学上册(系统解剖学)[M].北京:高等教育出版社,2010.

[3]徐国成,韩秋生,霍琨.人体解剖学彩色图谱[M].沈阳:辽宁科学技术出版社,2010.

实验七 消 化 管

【思维导图】

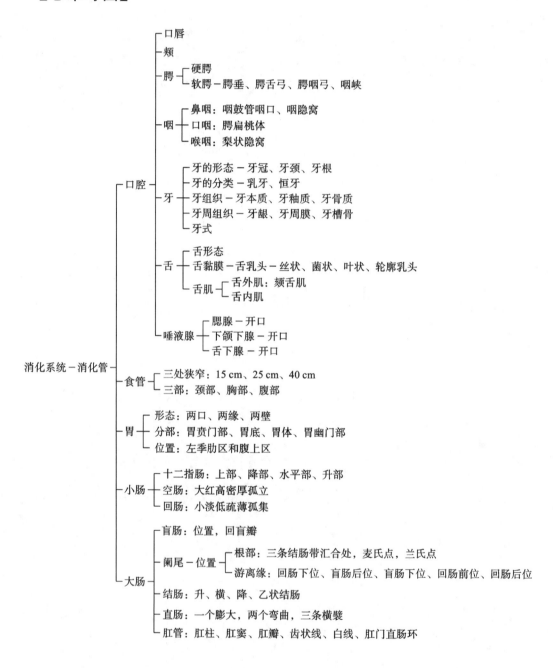

消化系统－消化管

- 口腔
  - 口唇
  - 颊
  - 腭
    - 硬腭
    - 软腭－腭垂、腭舌弓、腭咽弓、咽峡
  - 咽
    - 鼻咽：咽鼓管咽口、咽隐窝
    - 口咽：腭扁桃体
    - 喉咽：梨状隐窝
  - 牙
    - 牙的形态－牙冠、牙颈、牙根
    - 牙的分类－乳牙、恒牙
    - 牙组织－牙本质、牙釉质、牙骨质
    - 牙周组织－牙龈、牙周膜、牙槽骨
    - 牙式
  - 舌
    - 舌形态
    - 舌黏膜－舌乳头－丝状、菌状、叶状、轮廓乳头
    - 舌肌
      - 舌外肌：颏舌肌
      - 舌内肌
  - 唾液腺
    - 腮腺－开口
    - 下颌下腺－开口
    - 舌下腺－开口
- 食管
  - 三处狭窄：15 cm、25 cm、40 cm
  - 三部：颈部、胸部、腹部
- 胃
  - 形态：两口、两缘、两壁
  - 分部：胃贲门部、胃底、胃体、胃幽门部
  - 位置：左季肋区和腹上区
- 小肠
  - 十二指肠：上部、降部、水平部、升部
  - 空肠：大红高密厚孤立
  - 回肠：小淡低疏薄孤集
- 大肠
  - 盲肠：位置，回盲瓣
  - 阑尾－位置
    - 根部：三条结肠带汇合处，麦氏点，兰氏点
    - 游离缘：回肠下位、盲肠后位、盲肠下位、回肠前位、回肠后位
  - 结肠：升、横、降、乙状结肠
  - 直肠：一个膨大，两个弯曲，三条横襞
  - 肛管：肛柱、肛窦、肛瓣、齿状线、白线、肛门直肠环

NOTE

【实验目的】

(1) 掌握消化系统的组成和功能;咽峡的构成;唾液腺的位置和腺导管的开口部位;食管的形态、位置及狭窄部位;胃的形态、位置、分部和构造特点;十二指肠的形态、位置、分部及十二指肠大乳头的位置;空、回肠的位置、形态和特点;大肠的组成、阑尾根部的体表投影、结肠的分部及特点、直肠的位置和肛管的黏膜结构特点。

(2) 熟悉口腔的分部及其境界;咽和各部的交通;咽的位置和分部,腭扁桃体的位置和形态。

(3) 了解唇、颊和腭的形态;口腔的分部及其境界,唇、颊和腭的形态;乳牙、恒牙、舌肌的一般配布和功能,识别牙的形态和构造,乳牙和恒牙的牙式;舌的黏膜,舌肌的配布和功能。

【实验内容】

1. 观察活体口腔　人中和鼻唇沟;腮腺的开口,软腭游离缘、腭垂、腭舌弓、腭咽弓的形态;咽峡的围成;扁桃体的位置;舌的形态、分部和色泽,舌苔、舌乳头、舌系带、舌下襞和舌下阜;牙的排列,牙冠的形态,牙龈的位置、形态、色泽、计数牙的总数和各种牙的数目;舌乳头、舌扁桃体、舌内肌束走向、颏舌肌的位置及纤维走向;釉质、牙质、牙骨质、牙腔、牙根管等结构,各种牙牙根的数目;咽的位置、分部及咽与鼻腔、口腔,喉腔与咽的连通关系。咽各部的结构:鼻咽部咽扁桃体、咽隐窝、咽鼓管咽口、咽鼓管圆枕;口咽部腭扁桃体、舌会厌谷;喉咽部梨状隐窝。

(1) 颊和腭:活体观察为主,辅以标本。口腔境界:前壁为唇,经口裂通外界;侧壁为颊。后经咽峡通咽。上壁是腭,分硬腭和软腭两部分,软腭后缘中部向下的突起称腭垂。腭垂、两侧腭舌弓及舌根共同围成咽峡,它是口腔和咽的分界。下壁为口腔底,被舌占据。

(2) 咽位于第1～6颈椎前方,下续于食管,是前后略扁的漏斗形肌性管道。其前壁不完整,自上而下分别通入鼻腔、口腔和喉腔。咽分鼻咽、口咽和喉咽三部。腭扁桃体位于扁桃体窝内,是淋巴器官,具有防御功能。咽肌包括咽缩肌和咽提肌。

(3) 牙:分列成上、下牙弓,每个牙齿分牙冠、牙根和牙颈三部分。观察其色泽,记数牙总数。观察牙龈位置、色泽。

（4）舌:分舌尖、舌体和舌根,其结构是舌肌和表面覆盖的黏膜,其上面称舌背,其黏膜有四种舌乳头:轮廓乳头、菌状乳头、丝状乳头及叶状乳头。舌根黏膜的大小不等的突起称舌扁桃体。舌下面的黏膜光滑,有舌系带、舌下阜和舌下襞等结构。舌肌分舌内肌和舌外肌,前者收缩可改变舌的形态,后者收缩可改变舌的位置。

（5）大唾液腺:三对,即腮腺、舌下腺和下颌下腺。观察其色泽及导管的开口部位。

2. 观察食管的形态和三处狭窄 确认食管胸部的毗邻。食管是一前后略扁的肌性管道,上接咽,下续胃的贲门,可分颈部、胸部和腹部。食管有三处生理性狭窄,是食管内异物容易滞留及食管癌的好发部位。

3. 观察胃的位置、形态 确认胃的分部,明确胃各壁的毗邻。观察胃皱襞、胃道、胃小凹及幽门括约肌的形态、位置。胃分四部:胃贲门部、胃底、胃体和胃幽门部。

（1）两壁:前、后壁。

（2）两缘:下缘为胃大弯,上缘为胃小弯。

（3）两口:入口贲门,出口幽门。

（4）胃的位置:胃中等充盈时大部分位于左季肋区,小部分位于腹上区。

（5）胃壁分黏膜层、黏膜下层、肌层和浆膜层四层;环行肌层在幽门处增厚称幽门括约肌。

4. 观察小肠 观察十二指肠的分部和各部的位置,确认十二指肠与胰头的关系,辨认十二指肠空肠曲,寻认十二指肠悬肌。寻认十二指肠纵襞、十二指肠大乳头和肝胰壶腹的开口;空、回肠在腹腔内的位置,肠系膜根的走向,比较空、回肠环状襞的形态与疏密,淋巴滤泡的形态与分布状况。小肠上起幽门,下续盲肠。分十二指肠、空肠和回肠三部。

（1）十二指肠呈"C"形,分上部、降部、水平部和升部,包绕胰头。十二指肠悬韧带是确定空肠起始的标志。

（2）空肠与回肠在位置、长度、管腔、血供等方面有所不同。空肠是食物消化和营养物质吸收的主要场所。

5. 观察大肠 观察盲肠的位置、形态及其与回肠连续的部位;阑尾的形态、位置,阑尾系膜,确定阑尾根部与三条结肠带的关系;回盲瓣、回盲口、阑尾开口。验证阑尾根部的体表投影;观察各段结肠的形态、位置和活动度,确定结肠右、左曲与肝、脾的位置关系。辨认结肠带、结肠袋和肠脂垂,直肠的位置及其在矢状面的弯曲;明确直肠邻接器官的性别差异;观察直肠横襞,肛管黏膜的肛柱、肛瓣、肛窦、齿状线、肛梳的形态和肛门内外括约肌的位置。

大肠可分为五部分:盲肠、阑尾、结肠、直肠和肛管。主要功能为吸收水分、维生素、无机盐,并将食物残渣形成粪便,排出体外。结肠和盲肠具有三种特征性结构:结肠带、结肠袋和肠脂垂,是鉴别大肠的依据。

(1)盲肠位于右髂区,上续升结肠,回肠末端开口于盲肠,借回盲瓣阻止盲肠内容物逆流回肠;控制小肠内容物流入大肠的速度。

(2)阑尾附于盲肠,其根部较固定;游离盲端位置不固定。阑尾发炎时,阑尾根部体表投影点处可有压痛。阑尾根部的体表投影位于脐与右髂前上棘连线的外、中 1/3 交点处,称 McBurney 点。

(3)结肠环绕在空回肠周围,始于盲肠,终于直肠。分四部:升结肠、横结肠、降结肠、乙状结肠。

(4)直肠的正中矢状切面上两个弯曲。直肠壶腹内有 2～3 个直肠横襞。

(5)肛管上接直肠,下端终于肛门,肛管内面黏膜形成肛柱、肛瓣和肛窦,可见齿状线。肛管周围有肛门内、外括约肌和肛提肌等。

案例解剖分析

案例解剖
分析答案

案例 7-1:患者,女,45 岁,吃午饭后突然出现上腹部绞痛并向腰部放射,疼痛呈阵发性加重,伴有恶心、呕吐,前倾位或弯腰时可使腹痛减轻,并逐渐出现右下腹疼痛。查体:患者右下腹压痛、反跳痛,腹肌紧张,血常规化验显示白细胞计数增高,腹部透视膈下可见游离气体。拟诊断为:1.胃溃疡合并穿孔。2.继发性腹膜炎。

试分析上、下消化道的组成、包含脏器和功能划分。

案例 7-2:患者,男,47 岁。简要病史:患者 3 h 行走于驴群中时被踢中左季肋区,当时疼痛剧烈,即至医院就诊。诊断为左胸肋骨骨折,卧床休息和局部固定后感觉好转。半小时前觉全腹疼痛发胀,伴头晕、心悸、口渴、烦躁。查体所见:T 36.8 ℃,P 100 次/分,BP 90/65 mmHg。神清,面色苍白,左季肋区皮下淤

NOTE

斑,压痛。腹稍胀,全腹有明显压痛,以左上腹为著,有明显反跳痛,移动性浊音可疑。

试分析内脏器官的分类及分区。

【学习评估】

学习评估答案

单项选择题

1. 属于内脏的系统是(　　　)。

A. 感官系统　　　　　　　　B. 运动系统　　　　　　　　C. 神经系统

D. 脉管系统　　　　　　　　E. 消化系统

2. 属于内脏的实质性器官是(　　　)。

A. 子宫　　　　B. 脑　　　　C. 肾　　　　D. 脾　　　　E. 肾上腺

3. 属于内脏的中空性器官是(　　　)。

A. 心　　　　B. 肺　　　　C. 输精管　　　　D. 胸导管　　　　E. 肝门静脉

4. 十二指肠大乳头位于(　　　)。

A. 十二指肠上部　　　　　　　　　　B. 十二指肠降部

C. 十二指肠水平部　　　　　　　　　D. 十二指肠升部

E. 十二指肠空肠曲

5. 慢性胃溃疡的好发部位是(　　　)。

A. 幽门部大弯侧　　　　　B. 胃体大弯侧　　　　　C. 贲门部

D. 胃体小弯侧　　　　　　E. 幽门部小弯侧

6. 直肠肛管周围脓肿常继发于(　　　)。

A. 内痔　　　　　　　　　B. 外痔　　　　　　　　C. 肛窦感染

D. 肛裂　　　　　　　　　E. 血栓外痔

7. 下列关于食管的叙述,正确的是(　　　)。

A. 与右主支气管交叉处为第 2 狭窄　　　　B. 沿脊柱左前方下行

C. 于第 6 颈椎下缘平面起于咽　　　　　　D. 胸主动脉行于其后方

E. 在穿膈处连于贲门

8. 下列关于直肠的叙述,正确的是(　　　)。

A. 为结肠的末端　　　　　　　　　　B. 于骨盆上缘处续乙状结肠

C. 盆膈以上称骶曲　　　　　　　　　D. 会阴曲凸向后方

E.骶曲凸向后方

9. 下列关于盲肠的叙述,正确的是(　　)。

A.有结肠带 　　　　　　　　　　B.无结肠袋

C.大部分无浆膜 　　　　　　　　D.无肠脂垂

E.由肠系膜下动脉供血

10. 有关胃在中度充盈时位置的描述,正确的是(　　)。

A.大部在腹上区、小部在左季肋区

B.大部在左季肋区、小部在腹上区

C.贲门平对第 10 胸椎高度

D.幽门平对第 12 胸椎高度

E.前壁全被肝掩盖

附:

(一)中空性器官

中空性器官呈管状或囊状,内部均有空腔,如食管、胃、空肠、结肠、输尿管、支气管、输卵管等。管壁由数层组织构成,由内向外分别由黏膜层、黏膜下层、肌层、外膜等构成。

(二)实质性器官

实质性器官内部没有特定的空腔,多属腺组织,如肝、胰、生殖腺等。表面包以结缔组织被膜或浆膜。分布于实质性器官的血管、神经和淋巴管以及该器官的导管等出入器官处,常为一凹陷,称该器官的门,如肺门和肝门等。

为了描述腹腔脏器的位置,常用的腹部分区方法主要有四分法和九分法两种。

1. 四分法 临床常用的简便方法。以肚脐为中心作一水平线和垂直线,将腹部分为左上腹、右上腹、左下腹和右下腹 4 个区。

2. 九分法 通常用两条水平线和两条垂直线,将腹部划分为 3 部 9 区。一条水平线是通过左、右肋弓最低点(第 10 肋的最低点)所作的连线;另一条水平线是左、右髂结节之间的连线;两条垂直线是通过左、右腹股沟韧带中点向上所作的垂直线。其中两条水平线将腹部分为上、中、下腹 3 部,再由两条垂线与上述两条水平线相交,就把腹部分成 9 个区。9 个区包括上腹部的腹上区和左、右季肋区,中腹部的脐区和左、右腹外侧区(腰区),下腹部的耻区(腹下区)和左、右腹股沟区(髂区)。

（徐　凯）

【参考文献】

[1]柏树令,应大君.系统解剖学[M].8版.北京:人民卫生出版社,2013.

[2]刘执玉.系统解剖学[M].北京:科学出版社,2009.

实验八 消 化 腺

【思维导图】

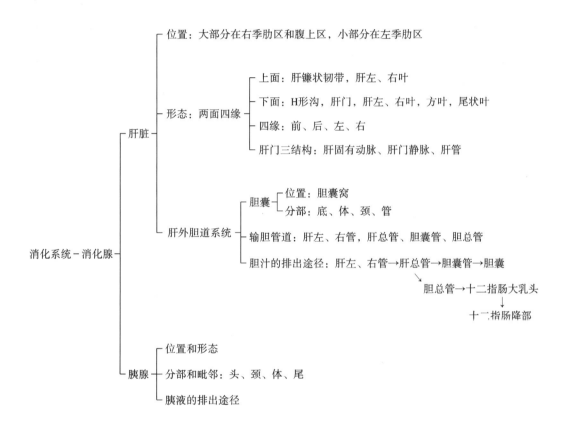

【实验目的】

(1) 掌握消化腺(肝、胰)的形态、位置及画出体表投影;明确肝的毗邻;胆囊的形态、分部、位置及胆囊底的体表投影;输胆管道的胆汁排出途径,胆总管及胰管的汇合。

(2) 熟悉胰的形态、位置,输胆管道的组成及开口部位。

(3) 了解肝和胆囊的功能和肝段的概念,胰腺的功能。

【实验内容】

1. 观察肝 观察肝的位置,画出体表投影,明确肝的毗邻。观察冠状韧带、镰状韧带在肝膈面的附着部位;胆囊的形态、分部;肝外胆道的组成及其连属。

NOTE

肝是人体内最大的腺体,呈不规则的楔形,分为上、下两面和前、后、左、右四缘。

肝上面称膈面,以镰状韧带将肝分为左、右两叶。膈面后部没有腹膜覆盖的部分称裸区。裸区的左侧部分有一较宽的腔静脉沟。肝下面称脏面,中部有略呈 H 形的沟。其中位于脏面正中的横沟,称为肝门,是肝固有动脉左、右支,肝左、右管,门静脉左、右支以及神经和淋巴管进出肝的门户。出入肝的这些结构被结缔组织包绕,称肝蒂。在肝的脏面,借 H 形的沟、裂和窝将肝分为四叶。

肝大部分位于右季肋区和腹上区,小部分位于左季肋区。肝的上界与膈穹隆一致,肝的下界即肝下缘,右侧与右肋弓大体一致;在腹上区左、右肋弓之间,肝下缘居剑突下约 3 cm;左侧被肋弓掩盖。肝的上方为膈,肝的下面在左叶与胃的前壁相邻,后上部邻接食管的腹部;在右叶,从前向后分别邻接结肠右曲、十二指肠上曲、右肾和右肾上腺。

2. 观察肝外胆道系统 察看胆总管穿经十二指肠的部位,寻认胆总管的开口。

(1) 肝外胆道是指在肝门以外走行的胆道系统,包括肝左管、肝右管、肝总管、胆囊管、胆总管和胆囊。肝总管长约 3 cm,由肝左管和肝右管汇合而成,其下端与胆囊管汇合成胆总管。胆囊管、肝总管和肝的脏面围成的三角形区域,称胆囊三角,该三角是胆囊手术中寻找胆囊动脉的标志。

(2) 胆囊为储存和浓缩胆汁的囊状器官。胆囊分底、体、颈、管四部分。胆囊底的体表投影位置在右锁骨中线与右肋弓交点附近。胆总管由肝总管和胆囊管汇合而成,至胰头十二指肠降部之间与胰管汇合,形成略膨大的肝胰壶腹(Vater 壶腹),开口于十二指肠大乳头。

3. 观察胰 观察胰的位置、形态、分部,确认胰头与十二指肠,胰尾与脾的关系。胰位置较深,在第 1、2 腰椎水平横卧于腹后壁。胰是人体第二大消化腺,由外分泌部和内分泌部组成。外分泌部分泌胰液,内分泌部即胰岛,主要分泌胰岛素。胰外形似三棱柱状,分头、颈、体和尾四部。主胰管与胆总管汇合成肝胰壶腹,开口于十二指肠大乳头。副胰管开口于十二指肠小乳头。

案例解剖
分析答案

案例解剖分析

案例 8-1:患者,男,46 岁。简要病史:患者 20 多年前确诊为"乙肝",但自我感觉良好,因而治疗时断时续。三周前自觉上腹部不适,偶有嗳气、反酸,发现大便色黑,次数正常,未引起注意。2 天前,进食辣椒及烤馒头后,觉上腹不适,伴恶心,并有便意,如厕,排出柏油便约 700 mL,并呕鲜血约 400 mL,当即晕倒,家人急送入院。查体所见:T 37 ℃,P 118 次/分,BP 85/60 mmHg,重病容,皮肤苍白,无出血点,面颊可见蜘蛛痣 2 个,浅表淋巴结不大,结膜苍白,巩膜有可疑黄染,心肺无异常。腹饱满,无压痛和肌紧张,脐周腹壁静脉显露,于左肋下可触及脾,最低点距肋弓 10 cm,质硬。

试分析肝脏的解剖位置及功能。

【学习评估】

单项选择题

1. 下列关于肝的叙述,正确的是( )。

A.肝在膈面上可借冠状韧带分为肝左叶和肝右叶

B.肝为腹膜内位器官

C.左侧纵沟前部有镰状韧带

D.尾状叶位于肝门之前

E.肝圆韧带是脐静脉闭锁后的遗迹

学习评估答案

2. 以下何结构不出入肝门?( )

A.肝固有动脉左、右支   B.肝左、中、右静脉

C.肝左、右管   D.肝门静脉的左、右支

E.肝的神经和淋巴管

3. 静脉韧带是下列何结构闭锁后形成的?( )

A.脐动脉   B.脐静脉   C.动脉导管   D.静脉导管   E.附脐静脉

4. 下列关于肝的叙述,正确的是( )。

A.肝上界在锁骨中线约平第 6 肋

B.肝下缘右叶大部与右肋弓下缘平齐

C.肝下缘位于剑突下 4～5 cm 处

D.3 岁以下的幼儿肝体积相对较小

E.肝的上界与膈的起始部一致

5. 下列有关胆囊的描述,错误的是( )。

A. 可储存、浓缩和分泌胆汁

B. 位于胆囊窝内

C. 分底、体、颈、管四部分

D. 胆囊底的体表投影在右腹直肌外侧缘与右肋弓相交处

E. 胆囊管、肝总管和肝的脏面围成胆囊三角

6. 手术中寻找胆囊动脉的部位是（　　　）。

A. 胆囊体的右侧   B. 胆囊体的左侧

C. 胆囊颈的右侧   D. 胆囊三角

E. 胆囊管的右侧

7. 胆总管（　　　）。

A. 由肝左、右管汇合而成

B. 上部走行于肝十二指肠韧带内

C. 位于门静脉的后方

D. 长为 10～15 cm

E. 与胰管并行于肝十二指肠韧带内

8. 下列关于胰的叙述，正确的是（　　　）。

A. 胰头有外分泌功能

B. 胰体有内分泌功能

C. 胰岛素由胰管排泄至十二指肠

D. 副胰管也开口于十二指肠大乳头

E. 胰管贯穿于胰的全长，与胆总管一起开口于十二指肠大乳头

9. 人体内最大的消化腺是（　　　）。

A. 腮腺　　　B. 下颌下腺　　C. 舌下腺　　D. 肝　　　　E. 胰

10. 既有外分泌又有内分泌功能的腺体是（　　　）。

A. 腮腺　　　B. 下颌下腺　　C. 舌下腺　　D. 肝　　　　E. 胰

（徐　　凯）

【参考文献】

[1]柏树令,应大君.系统解剖学[M].8 版.北京:人民卫生出版社,2013.

[2]刘执玉.系统解剖学[M].北京:科学出版社,2009.

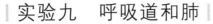

实验九　呼吸道和肺

【思维导图】

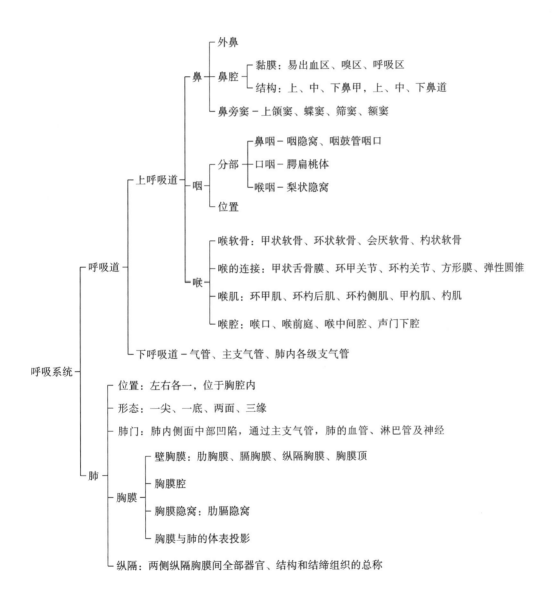

NOTE

【实验目的】

（1）掌握呼吸道的组成；鼻腔分部及各部形态结构；喉的位置，喉腔的形态结构；气管的位置及构造特点；肺的形态和分叶。

（2）熟悉鼻旁窦的位置及开口；左、右主支气管形态差别；胸膜的分部。

（3）了解外鼻的形态结构；纵隔的分区；胸膜腔的位置。

【实验内容】

1. 观察鼻

（1）观察活体外鼻，近似三棱锥体形。左、右鼻孔间为鼻中隔皮部。外鼻的支架上部为骨，下部为软骨。

（2）取头正中矢状切面鼻腔的标本，观察鼻腔，其内面衬以皮肤和黏膜，被鼻中隔分为左、右两腔，前以鼻孔通外界，向后经鼻后孔通鼻咽部。每侧鼻腔可分为鼻前庭和固有鼻腔两部。鼻前庭为鼻翼所包围的腔，后上方以一弧形隆起（鼻阈）与固有鼻腔分界。鼻前庭覆以皮肤，生有鼻毛。固有鼻腔是鼻腔的主要部分。外侧壁上有上、中、下鼻甲，各鼻甲外下方与外侧壁之间的上、中、下鼻道，以及上鼻甲后上方的蝶筛隐窝。将中鼻甲切除，可见中鼻道中部有一凹向上的弧形裂隙，名半月裂孔，裂孔前端的漏斗形管道，名筛漏斗，裂孔上方的圆隆起即筛泡。鼻腔内侧部，鼻甲与鼻中隔之间称总鼻道。下鼻道有鼻泪管的开口。鼻腔间为鼻中隔，由骨性鼻中隔和其前方的鼻中隔软骨构成。

（3）取从正中矢状切面锯开的颅骨标本，观察鼻旁窦。额窦，位于额骨眉弓深面的两层骨板之间，开口于中鼻道。上颌窦，位于上颌骨体内，开口于中鼻道。筛窦前群，位于筛骨迷路前部，开口于中鼻道。筛窦中群，位于筛骨迷路中部，开口于中鼻道。筛窦后群，位于筛骨迷路后部，开口于上鼻道。蝶窦，在蝶骨体内，开口于蝶筛隐窝。

2. 观察喉

（1）观察喉软骨：取喉标本及喉模型。甲状软骨，形似盾牌，组成喉的前外侧壁，由左右两个四边形的软骨板连合而成。连合处形成前角（男性呈直角，女性呈钝角），前角上端特别前突，称为喉结。成年男子的喉结特别显著。软骨板的后缘向上、下伸出长的突起，分别称为上角和下角。上角较长；下角较短粗，有关节面，与环状软骨相关节。环状软骨，在甲状软骨下方，构成喉的底座。形如戒指,前部低窄,称为环状软骨弓,后部高阔,称环状软骨板。弓平对第6颈椎。板上缘有一对小关节面,与杓状软骨相关节。板、弓交界处侧面有与甲状软骨下角相关节的关节面。下缘平齐,与气管相连。杓状软骨,1对,位于环状软骨板的上缘,呈三棱锥体形,尖朝上,底朝下。底的前角向前伸出声带突,有声韧带附着。后外侧角向外伸出的突起称肌突,有喉肌附着。会厌软骨,位于喉口的前上方,是喉盖的基础。形如树叶,上宽下窄,以下端狭细的茎,附着于甲状软骨前角的后面。前面稍凸,向舌根;后面稍凹,向喉前庭。

(2)观察喉软骨间和喉软骨与舌骨、气管间的连接:取喉软骨的连接模型。由甲状软骨下角与环状软骨板、弓交界处构成环甲关节;由杓状软骨底与环状软骨板上缘的关节面构成环杓关节。弹性圆锥(环甲膜)主要是由弹性纤维构成的膜状结构,张于环状软骨上缘、甲状软骨前角后面与杓状软骨声带突之间,左、右环甲膜合成下宽上窄的圆锥形。上缘游离,称声韧带,是发声的主要结构,前端附于甲状软骨前角后面,后端附于杓状软骨声带突。环甲膜在前部中间纵行增厚,称环甲正中韧带。方形膜是结缔组织膜,略呈方形,附于会厌软骨侧缘、杓状软骨前缘和甲状软骨前角上份之间,下缘游离增厚,称前庭韧带。甲状舌骨膜是连于甲状软骨上缘与舌骨之间的宽薄膜。正中部和两侧缘较厚,分别称为甲状舌骨中韧带和甲状舌骨侧韧带。环状软骨气管韧带连于环状软骨下缘与第一气管软骨之间。

(3)观察喉腔:取喉腔模型及头颈部正中矢状切面标本。喉口由会厌软骨上缘、杓状会厌襞和杓间切迹围成,朝向后上方。喉腔有两条黏膜皱襞,上为前庭襞,下为声襞。两侧前庭襞之间前窄后宽的三角形裂隙,称前庭裂。由喉黏膜覆盖声韧带而成声襞(声带),活体色白,自甲状软骨前角后面中部连至杓状软骨声带突。左、右声襞及杓状软骨底之间的裂隙,称声门裂,是喉腔最狭窄的部位。喉腔被上述两对黏膜皱襞平面,分为喉前庭、喉中间腔和声门下腔三部。喉前庭为喉口至前庭裂平面之间的喉腔。喉中间腔为前庭裂平面至声门裂平面之间的喉腔。侧壁两黏膜皱襞之间的隐窝,称喉室。声门下腔为声门裂平面至环状软骨下缘平面之间的喉腔,上窄下宽,略呈圆锥形。

3. 观察气管和支气管

(1)取气管、支气管标本,观察气管,其由C形气管软骨为支架,以保持管腔通畅。后壁由平坦的膜壁封闭,膜壁由平滑肌和结缔组织构成。气管位于食管前方,上端起环状软骨下缘(平第 7 颈椎上缘),向下经胸廓上口入胸腔,至胸骨角平面(相当第 4、5 胸椎体交界处),分成左、右主支气管,分叉处称气管杈,气管杈内面形成偏左向上凸的半月形纵嵴,称气管隆嵴。

(2) 取气管、支气管标本,观察支气管,主支气管为气管杈与肺门之间的管道,左、右各一,左、右支气管下方,形成 65°~80°的夹角,女性及胸廓宽短者夹角稍大。气管中线与主支气管下缘间夹角称嵴下角。右主支气管,粗短,长 2~3 cm,嵴下角较小,走行较直。左主支气管:细长,长 4~5 cm,嵴下角较大,走行斜行。

4. 观察肺 在颈胸部剖开的尸体标本上观察肺的位置,肺尖的位置高出锁骨内侧段 2~3 cm,锁骨下动脉斜越它的前内侧面。取肺标本观察肺尖,圆钝。肺底(膈面)为在膈上底向上的凹陷。肺外侧面为肋面,毗邻肋和肋间肌。肺内侧面为纵隔面,对向纵隔,中间稍偏后处的长椭圆形凹陷是肺门。肺门除有肺门淋巴结外,是支气管、肺动脉、肺静脉、支气管血管、淋巴管和神经出入肺之处。通过肺门的结构被结缔组织包成一束,称为肺根。肺根由结缔组织包绕支气管,肺动、静脉,支气管血管,淋巴管和神经形成。前缘,左肺有心切迹,切迹下方有左肺小舌突出。后缘较圆钝。下缘锐利。

左肺以斜裂分成上、下 2 叶。右肺以斜裂和水平裂分成上、中、下 3 叶。

5. 观察胸膜 在颈胸部剖开的尸体标本及显示胸膜的模型上观察胸膜,按其衬覆的部位,分为壁胸膜和脏胸膜。壁、脏胸膜所围成腔隙为胸膜腔。

(1) 壁胸膜:按覆盖部位分为四部。①胸膜顶,经胸廓上口突入颈根,高出锁骨内侧部上缘 2~3 cm,状如穹隆圆顶,罩在肺尖上方。②肋胸膜,衬于胸壁的内面,较厚,较易剥离。③膈胸膜:盖在膈肌上面,不易剥离。④纵隔胸膜:贴于纵隔侧面,呈矢状位,前至胸骨后面,后至肋骨头处。中部包绕肺根并移行于胸膜脏层。在肺根下方移行的胸膜前后两层重叠,形成的胸膜皱襞称肺韧带,对肺有固定作用。

(2) 脏胸膜:覆盖肺的表面,并深入肺裂,包被肺叶,与肺实质紧密结合。

(3) 胸膜腔:是壁胸膜和脏胸膜之间的空隙,为密闭负压腔。含少量浆液。在壁胸膜各部互相转折处,相邻壁胸膜所夹的胸膜腔部分,即使在深吸气时,肺缘也不能伸入其间,称胸膜隐窝或胸膜窦。主要有肋膈隐窝(肋膈窦),在肋胸膜与膈胸膜移行转折处,沿膈外缘呈半环状,是最大也最重要的隐窝。其处于胸膜腔最低位。胸膜炎症时,渗出液常先积聚于此。

6. 观察纵隔 取纵隔模型,观察纵隔界限及分区。

(1)界限,前界是胸骨,后界是脊柱胸段,两侧界是左、右纵隔胸膜,下界为膈,上界是胸廓上口。

(2)分区,以胸骨角至第 4 胸椎体下缘的平面为界,分为上纵隔和下纵隔。下纵隔以心包前、后为界,分为前、中、后纵隔三部分。

案例解剖分析

案例 9-1:患儿,女,10 个月 15 天。轻中度发热 3 天,伴烦躁不安、拒绝饮食。近日来面色青紫、出现三凹征(即吸气时锁骨上窝、胸骨上窝及上腹部显著凹陷),病情尤以夜晚为重。考虑喉炎引起的呼吸困难。

试分析病变部位,并说明原因。

案例解剖
分析答案

案例 9-2:患儿,男,11 个月 12 天,入院时意识清楚,呼吸喘促,面色潮红,口唇发绀,乏氧状态,入院前 10 h 进食花生米哭闹,当时呛咳,出现呼吸困难,约数分钟后缓解,之后患儿出现阵发性咳嗽,诊断为支气管异物。

试分析病变好发生部位及原因。

【学习评估】

单项选择题

1. 开口于上鼻道的鼻旁窦是( )。

A. 额窦　　　　B. 上颌窦　　　　C. 前筛窦　　　　D. 蝶窦　　　　E. 后筛窦

2. 形状如树叶的喉软骨是( )。

学习评估答案

A. 甲状软骨　　　　　　B. 会厌软骨　　　　　　C. 叶状软骨

D. 杓状软骨　　　　　　E. 环状软骨

3. 在喉的连接中,构成发声的主要结构是( )。

A. 甲状舌骨韧带　　　　　　　　B. 环状软骨气管韧带

C. 环甲正中韧带　　　　　　　　D. 声韧带

E. 前庭韧带

4. 喉腔最狭窄的部位是( )。

A. 喉口　　　　B. 声门裂　　　　C. 喉前庭　　　　D. 声门下腔　　　　E. 喉中间腔

・人体解剖学实验・

5. 黏膜下组织比较疏松,炎症时易引起水肿的部位是(　　)。

A. 声门裂　　　B. 喉口　　　　C. 喉前庭　　　D. 声门下腔　　E. 喉中间腔

6. 以下关于气管的说法不正确的是(　　)。

A. 气管是由 C 形气管软骨为支架,以保持管腔通畅

B. 后壁由平坦的膜壁封闭,膜壁由平滑肌和结缔组织构成

C. 气管位于食管后方

D. 气管分为颈部和胸部

E. 气管在胸骨角平面分成左、右主支气管,分叉处称气管杈

7. 以下关于肺的说法不正确的是(　　)。

A. 肺尖的位置高出锁骨内侧段 2~3 cm

B. 肺底(膈面)为在膈上底向上的凹陷

C. 左肺以斜裂分成上、下 2 叶

D. 右肺以斜裂分成上、下 2 叶

E. 前缘,左肺有心切迹,切迹下方有左肺小舌突出

8. 以下不通过肺门的结构是(　　)。

A. 支气管动脉　　　　　　B. 支气管　　　　　　　　C. 肺静脉

D. 肺动脉　　　　　　　　E. 胸导管

9. 以下结构属于脏胸膜的是(　　)。

A. 肺胸膜　　　　　　　　B. 胸膜顶　　　　　　　　C. 肋胸膜

D. 纵隔胸膜　　　　　　　E. 膈胸膜

10. 以下关于纵隔的说法不正确的是(　　)。

A. 纵隔的前界是胸骨,两侧界是左、右纵隔胸膜

B. 后界是脊柱胸段

C. 两侧界是肺

D. 下界为膈

E. 上界是胸廓上口

(张少杰)

【参考文献】

[1]柏树令,应大君. 系统解剖学[M]. 8 版. 北京:人民卫生出版社,2013.

[2]高秀来. 系统解剖学[M]. 3 版. 北京：北京大学医学出版社,2013.

[3]汪剑威,高尚. 人体解剖学实验指导[M]. 北京：北京大学医学出版社,2016.

[4]刘星,汪剑威. 系统解剖学实验教程[M]. 北京：北京大学医学出版社,2010.

[5]徐国成,韩秋生,霍琨. 人体解剖学彩色图谱[M]. 沈阳：辽宁科学技术出版社,2010.

NOTE

实验十 泌尿系统

【思维导图】

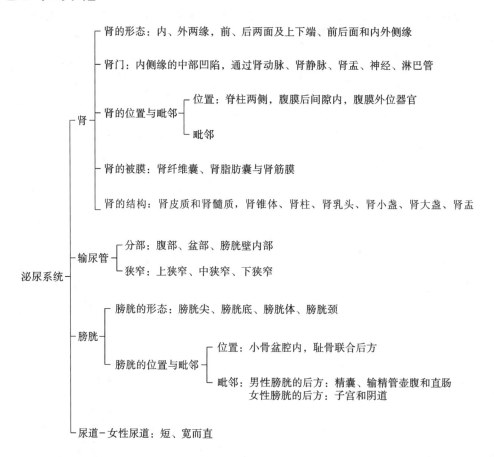

泌尿系统
- 肾
  - 肾的形态：内、外两缘，前、后两面及上下端、前后面和内外侧缘
  - 肾门：内侧缘的中部凹陷，通过肾动脉、肾静脉、肾盂、神经、淋巴管
  - 肾的位置与毗邻
    - 位置：脊柱两侧，腹膜后间隙内，腹膜外位器官
    - 毗邻
  - 肾的被膜：肾纤维囊、肾脂肪囊与肾筋膜
  - 肾的结构：肾皮质和肾髓质，肾锥体、肾柱、肾乳头、肾小盏、肾大盏、肾盂
- 输尿管
  - 分部：腹部、盆部、膀胱壁内部
  - 狭窄：上狭窄、中狭窄、下狭窄
- 膀胱
  - 膀胱的形态：膀胱尖、膀胱底、膀胱体、膀胱颈
  - 膀胱的位置与毗邻
    - 位置：小骨盆腔内，耻骨联合后方
    - 毗邻：男性膀胱的后方：精囊、输精管壶腹和直肠 女性膀胱的后方：子宫和阴道
- 尿道—女性尿道：短、宽而直

【实验目的】

（1）掌握肾的位置、形态、结构；输尿管的分部、狭窄部位。

（2）熟悉膀胱的位置、形态；肾的被膜。

（3）了解女性尿道的形态特点。

【实验内容】

1. 观察肾　取肾的标本观察，肾似蚕豆形，表面光滑，红褐色。上端宽而薄，下端窄而厚。外侧缘呈弓状隆凸；内侧缘中部陷凹，称肾门，有肾动脉、肾静脉、淋巴管、神经和肾盂出入。通过肾门的结构称肾蒂。肾蒂内主要结构排列从前至后是肾静脉、肾动脉、肾盂。

取分离的肾额状切面标本观察肾实质，其分皮质和髓质。肾皮质：位于浅部，色较深。但部分伸入深部髓质之间，称为肾柱。皮质主要由肾小体和肾曲小管构成。肾髓质：位于肾皮质的深部，色较淡，由若干个肾锥体构成，每个肾锥体有密集、呈放射状排列的条纹。肾锥体底朝皮质，尖端圆钝，称肾乳头。朝向肾窦。由肾门伸入肾实质的凹陷称为肾窦，为肾实质围成的腔，容纳肾小盏、肾大盏、肾盂以及血管、神经、淋巴、脂肪等。肾小盏：为包围肾乳头的漏斗状短管。肾大盏：由 2～3 个肾小盏集合成的扁管。肾盂：由肾大盏集合成的漏斗状的扁管，出肾门后续于输尿管。

在保留肾、输尿管正常位置的尸体上观察肾的被膜，由内向外有肾纤维囊、肾脂肪囊、肾筋膜三层。①肾纤维囊：紧贴肾实质表面，由致密结缔组织及少量弹性纤维构成。②肾脂肪囊：包裹在肾纤维囊和肾上腺周围的脂肪层，在肾门处与肾窦内脂肪连续。③肾筋膜：由腹膜外组织发育而成，包被肾脂肪囊，并以结缔组织小梁穿过脂肪囊与纤维囊相连。肾筋膜分前、后层（肾前、后筋膜），两层在肾的外侧缘处愈合。上方，在肾上腺上方愈合，并连于膈下筋膜。向下则在肾下端下方保持开放，并续于髂筋膜及腹膜外结缔组织。在肾内侧，前层越过腹主动脉和下腔静脉与对侧相连。后层则附于椎体和椎间盘。

2. 观察输尿管　在保留肾、输尿管正常位置的尸体上观察输尿管为细长的肌性管道，左右各一。输尿管全程分为腹部、盆部和膀胱壁内部三部。①腹部：输尿管自接肾盂起，沿腰大肌前面下降，至盆腔入口处，右侧越过右髂外动脉起始部前方，左侧越过左髂总动脉末端前方，而入盆腔。②盆部：入盆腔后，先沿盆壁向后下，继而转向前内侧至膀胱底。在女性，输尿管经过子宫颈外侧达膀胱底，在子宫颈外侧约 2 cm 处，有子宫动脉从外侧向内经过输尿管的前上方。③膀胱壁内部：在膀胱底外上角，输尿管向下内侧斜穿膀胱壁，开口于膀胱内面的输尿管口，长约 1.5 cm。输尿管行程有三个狭窄部位，上狭窄位于肾盂与输尿管移行处；中狭窄位于小骨盆入口、跨越髂血管处；下狭窄位于膀胱壁内段。

3. 观察膀胱　在男女盆腔正中矢状切面标本上，观察膀胱位置，成年人的膀胱位于盆腔的前部，空虚时膀胱尖不超过耻骨联合上缘。

取膀胱标本观察，空虚膀胱呈三棱锥形，顶端细小，朝前上方，称膀胱尖。底部呈三角形，朝后下方，称膀胱底。尖和底之间的大部称膀胱体。膀胱下部近尿道内口处变细，称膀胱颈。膀胱各部间无明显界限，充盈时呈椭圆体。膀胱壁在

NOTE

空虚时,因肌层收缩,黏膜形成许多皱襞。但在膀胱底部内面的两个输尿管口与尿道内口构成的三角区内,由于缺少黏膜下层,黏膜与肌层紧密相连,无论膀胱充盈或空虚,都保持平滑状态,此区称为膀胱三角。膀胱三角的两输尿管口间,有明显的横行皱襞,称输尿管间襞,活体显苍白。

4. 观察女性尿道　在女性盆腔正中矢状切面标本及盆腔模型上观察女性尿道,其较男尿道宽、短而直,长约 5 cm(管径可达 7～8 mm),起于尿道内口,沿阴道前方斜向前下穿尿生殖膈,开口于阴道前庭的阴道口前方。尿道内口处也有尿道内括约肌,近外口处有尿道阴道括约肌。

案例解剖

分析答案

案例解剖分析

案例 10-1:患者,男,排尿困难 3 年,诊断为慢性尿潴留,尿道外口狭窄闭塞,可进行耻骨上膀胱造瘘。

试分析耻骨上膀胱造瘘的解剖学基础。

案例 10-2:患者,男,31 岁。突发左侧腰部剧烈疼痛 1 h 入院,无发热。X 线平片显示第 4 腰椎左侧可见一致密影,大小为 0.7 cm×0.9 cm。

试分析患者病变的部位。

【学习评估】

单项选择题

学习评估答案

1. 关于肾的形态描述不正确的是(　　)。

A. 肾似蚕豆形,左右各一　　　　　　　　B. 表面粗糙

C. 红褐色　　　　　　　　　　　　　　　D. 上端宽而薄

E. 下端窄而厚

2. 关于肾门的描述不正确的是(　　)。

A. 内侧缘下部陷凹

B. 有肾动脉、肾静脉、淋巴管、神经出入

C. 有肾盂出入

D. 肾蒂内主要结构排列从前至后是肾静脉、肾动脉、肾盂

E. 通过肾门的结构称肾蒂

3. 关于肾实质描述不正确的是(　　)。

A. 肾实质分为皮质和髓质

B. 肾皮质位于浅部,色较深

C. 肾皮质位于深部,色较浅

D. 肾皮质部分伸入髓质之间,称为肾柱

E. 肾锥体底朝皮质,尖端圆钝,称肾乳头

4. 肾的被膜由内向外是(   )。

A. 肾纤维囊、肾脂肪囊、肾筋膜

B. 肾纤维囊、肾筋膜、肾脂肪囊

C. 肾筋膜、肾纤维囊、肾脂肪囊

D. 肾筋膜、肾脂肪囊、肾纤维囊

E. 肾脂肪囊、肾筋膜、肾纤维囊

5. 关于肾被膜描述不正确的是(   )。

A. 肾纤维囊紧贴肾实质表面,由致密结缔组织及少量弹性纤维构成

B. 肾脂肪囊包裹在肾纤维囊和肾上腺周围的脂肪层

C. 肾筋膜由腹膜外组织发育而成,包被肾脂肪囊

D. 肾筋膜分前、后层(肾前、后筋膜),两层在肾的内侧缘处愈合

E. 向下则在肾下端下方保持开放,并续于髂筋膜及腹膜外结缔组织

6. 以下关于输尿管的说法不正确的是(   )。

A. 输尿管为细长的肌性管道,左右各一

B. 输尿管全程分为腹部、盆部和壁内部三部

C. 输尿管右侧越过右髂总动脉起始部前方,左侧越过左髂外动脉末端前方,而入盆腔

D. 在女性,输尿管经过子宫颈外侧达膀胱底,在子宫颈外侧约 2 cm 处,有子宫动脉从外侧向内经过输尿管的前上方

E. 膀胱壁内部在膀胱底外上角,输尿管向下内侧斜穿膀胱壁,开口于膀胱内面的输尿管口,长约 1.5 cm

7. 在输尿管的行程中,属于中狭窄部位的是(   )。

A. 肾盂与输尿管移行处   B. 输尿管腹部

C. 输尿管盆部   D. 输尿管壁内部

E. 位于小骨盆入口、跨越髂血管处

8. 不属于膀胱分部的是(　　)。

A. 膀胱底　　B. 膀胱尖　　　C. 膀胱体　　　D. 膀胱管　　　E. 膀胱颈

9. 对膀胱内面结构描述不正确的是(　　)。

A. 膀胱壁在空虚时,因肌层收缩,黏膜会形成膀胱襞

B. 膀胱三角位于膀胱底部内面的两个输尿管口与尿道内口构成的三角区内

C. 膀胱三角由于缺少黏膜下层,黏膜与肌层紧密相连,无论膀胱充盈或空虚,都保持平滑状态

D. 膀胱三角的两输尿管口间,有明显的横行皱襞,称输尿管间襞

E. 膀胱三角不易发生疾病

10. 下列对女性尿道描述不正确的是(　　)。

A. 女性尿道较男性尿道弯曲且较长

B. 起于尿道内口

C. 沿阴道前方斜向前下穿尿生殖膈

D. 开口于阴道前庭的阴道口前方

E. 近外口处有尿道阴道括约肌

(张少杰)

【参考文献】

[1]柏树令,应大君. 系统解剖学[M]. 8 版. 北京:人民卫生出版社,2013.

[2]高秀来. 系统解剖学[M]. 3 版. 北京:北京大学医学出版社,2013.

[3]汪剑威,高尚. 人体解剖学实验指导[M]. 北京:北京大学医学出版社,2016.

[4]刘星,汪剑威. 系统解剖学实验教程[M]. 北京:北京大学医学出版社,2010.

[5]徐国成,韩秋生,霍琨. 人体解剖学彩色图谱[M]. 沈阳:辽宁科学技术出版社,2010.

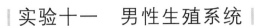

实验十一 男性生殖系统

【思维导图】

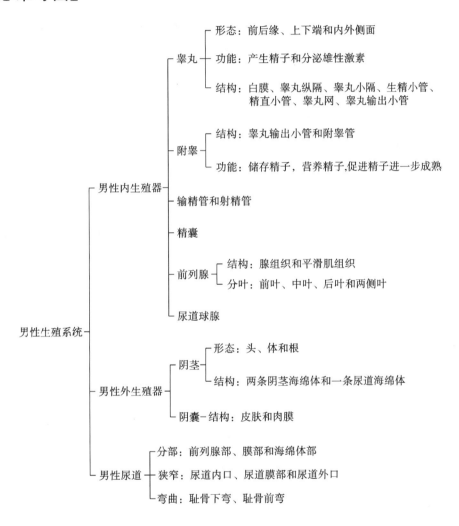

【实验目的】

（1）掌握男性生殖器的基本组成和功能，睾丸的形态和结构，附睾的形态和分部，输精管的形态和分部，附属腺体的组成及前列腺的位置和形态特点，精索的组成和位置，男性尿道的分部，各部形态特点及三个狭窄、三个扩大和两个弯曲。

（2）熟悉射精管的构成和位置，精囊和尿道球腺的位置，阴茎的形态分部及构成。

NOTE

（3）了解睾丸的构造，输精管结扎的部位。前列腺的被膜，精液的组成，阴茎包皮、阴囊及睾丸和精索的被膜。

【实验内容】

通过模型和男性生殖系统模式图，对男性生殖系统组成进行整体性观察。男性生殖器分为内生殖器和外生殖器两部分。男性内生殖器由生殖腺（睾丸）、输送管道（附睾、输精管、射精管）和附属腺体（精囊、前列腺、尿道球腺）组成，男性外生殖器包括阴囊和阴茎。精子的产生和排出途径：睾丸产生的精子，先储存于附睾内，当射精时经输精管、射精管和尿道排出体外。

1. 观察睾丸　取男性标本或模型，在阴囊内可观察到睾丸和附睾呈前后位，睾丸是扁椭圆体，表面光滑。在睾丸标本和模型上辨认白膜、睾丸小隔、睾丸小叶、精曲小管。精曲小管上皮产生精子。

2. 观察附睾　结合标本和模型，观察附睾是新月形，附着于睾丸上端和后缘，上端膨大为附睾头，中部为附睾体，下端为附睾尾，向内上弯曲移行为输精管。附睾是输送管道的起始，可暂时储存精子，营养精子，促进精子进一步成熟。

3. 观察精索　取男性腹股沟区标本或模型，观察精索，精索是从腹股沟管深环穿经腹股沟管，出腹股沟管浅环后延至睾丸上端的圆索状结构。打开精索被膜主要辨认输精管等结构。

4. 观察输精管　结合标本和模型，辨认输精管的四分部。

（1）睾丸部：始于附睾尾，沿睾丸后缘上行至睾丸上端。

（2）精索部：介于睾丸上端与腹股沟管皮下环之间的一段，位于精索其他结构的后内侧。此段位于皮下，易于触摸，为结扎输精管的良好部位。

（3）腹股沟管部：位于腹股沟管的精索内。临床疝修补术时，注意勿伤及输精管。

（4）盆部：为最长的一段，出腹股沟管腹环后弯向内下，沿盆侧壁走行向后下，跨越输尿管的上方，在膀胱底的后面看到膨大的输精管壶腹。

5. 观察射精管　结合标本和模型，观察射精管是由精囊腺排泄管与输精管壶腹的末端汇合而成，成对穿入前列腺，开口于尿道前列腺部。

6. 观察精囊　取男性膀胱带前列腺和精囊的标本或模型，观察精囊是一对长椭圆形的囊状腺体，贴在膀胱的后面，在输精管壶腹的外侧，并后邻直肠。

7. **观察前列腺** 结合标本和模型,观察前列腺位于膀胱颈下方,外形为前后稍扁的栗子形,因前列腺是由腺组织、平滑肌和结缔组织构成,触之与膀胱相比质地较硬,所以较容易辨认。外形分 3 部,上端宽大是前列腺底,并邻接膀胱颈,下端为前列腺尖,中间的部分为前列腺体。体的后面平坦,中间有一纵行浅沟,是前列腺沟,活体直肠指诊可扪及此沟,前列腺肥大时,此沟可消失。前列腺内部有尿道前列腺部纵行穿过和一对射精管斜行穿入。

取男性盆部正中矢状切面标本或模型,观察膀胱底、输精管壶腹、精囊和前列腺等结构与直肠的位置关系。

8. **观察尿道球腺** 结合模型和教材了解尿道球腺的位置。

9. **观察阴囊和阴茎** 取男性盆部正中矢状切面标本或模型,观察阴囊为皮肤囊袋,中间有隔。观察阴茎主要由两个阴茎海绵体和一个尿道海绵体组成,后端为阴茎根,中部为阴茎体,呈圆柱形,前端膨大为阴茎头,其尖端看见呈矢状位的尿道外口及其腹侧的包皮系带。做包皮环切手术时,注意勿伤及包皮系带,以免影响阴茎的正常勃起。

10. **观察男性尿道** 结合标本和模型,观察尿道的分部、狭窄、扩大、弯曲等。

(1)三分部:①前列腺部:长约 3 cm,上下贯穿前列腺,在前列腺正中矢状切面标本看见中部扩大呈梭形管道,是尿道中最宽和最易扩张的部分,其后壁上有射精管和前列腺排泄管的开口。②膜部:贯穿尿生殖膈的部分,短而窄,长约 1.2 cm,其周围有尿道膜部括约肌控制排尿。③海绵体部:尿道贯穿尿道海绵体的部分,长约 15 cm,最宽处是尿道球部,尿道球腺的排泄管开口于此,在阴茎头内的尿道扩大称尿道舟状窝。

(2)三处狭窄:分别位于尿道内口、尿道膜部和尿道外口。尿道结石常易嵌顿在这些狭窄部位。

(3)三处扩大:分别位于尿道前列腺部、尿道球部和舟状窝。

(4)两个弯曲:一为耻骨下弯,在耻骨联合下方,凹向前上方,为尿道前列腺部、膜部和海绵体部的起始段,此弯曲恒定,另一个弯曲为耻骨前弯,在耻骨联合的前下方,凹向后下方,位于海绵体部,如将阴茎向上提起,此弯曲即可消失。

临床上给男性患者进行导尿插入导尿管或检查时,应注意男性尿道的三处狭窄和两个弯曲的解剖特点。

NOTE

【临床操作】

1. **导尿术**　适应证为各种原因引起的排尿障碍、临床检测尿量需要或手术要求等。施行导尿术时应选择适合的材质、类型、型号的导尿管进行导尿。导尿术就是在无菌操作下,操作者将导尿管涂以无菌液状润滑剂,轻柔从尿道外口插入导管进入膀胱,插入适当深度(女性4～6 cm,男性20～22 cm)见尿液流出后,再插入3～5 cm,导出尿液。女性因尿道短、直,导尿较容易。男性尿道细、长而且还存在三处狭窄、两个弯曲,导尿难度较大。男性导尿时,需要将阴茎向上拉直,消除耻骨前弯曲,当导尿管插入耻骨下水平时,再将阴茎拉向前,以减小耻骨下弯度,导尿管顺耻骨下弯进入。

2. **男性输精管结扎术**　男性绝育方法之一,在双侧阴囊上方皮肤进行局部麻醉,切开约0.5 cm的小口,寻找到输精管,在输精管上相距0.5 cm处各打手术结,在两结之间将输精管剪断,止血后将伤口缝合。术后休息1 h即可回家,两天后便可正常工作、生活。输精管结扎后,阻断了精子的排出路径,对性激素的分泌并不影响,对精囊、前列腺、尿道球腺分泌物的排出路径也不受影响,射精时仍有无精子的液体排出体外,从而达到节育又不会影响男性性征和正常夫妻生活的目的。

案例解剖
分析答案

案例解剖分析

案例11-1:患者,男,12岁,学生。因会阴部骑跨伤1 h急诊入院。患者自诉因玩滑板失足骑跨在护栏上,会阴有疼痛,不能排尿。

检查结果:①会阴部骑跨伤局部皮下可见到淤斑及血肿;②阴茎、阴囊及下腹部出现肿胀及皮下淤血,呈青紫色;③患者出现排尿困难,有鲜血自尿道口滴出,导尿管不能插入;④X线尿道造影显示造影剂自尿道外渗;⑤未见其他异常。

诊断为尿道球部破裂。

试分析骑跨伤引起尿道球部破裂的原因,并解释出现上述症状的原因。

案例11-2:患者,男,77岁。排尿不畅,反复发作1年。

检查结果:①无腰痛,肾区无叩击痛、压痛;②无血尿;③彩色超声示前列腺增大。

试分析该患者最可能的诊断是什么,并解释出现排尿不畅的原因。

NOTE

【学习评估】

单项选择题

1. 下列关于睾丸的叙述,正确的是( )。

A. 位于阴囊内,为一对囊状器官

B. 为实质性器官,分皮质和髓质两部

C. 下端连于输精管

D. 精子由精曲小管上皮产生

E. 前缘有血管、神经和淋巴管出入

学习评估答案

2. 下列关于睾丸和附睾的叙述,正确的是( )。

A. 睾丸上端和后缘有附睾附着

B. 睾丸表面因多次排精而形成许多瘢痕

C. 附睾除可产生精子,还可供精子营养

D. 附睾可分根、体、头 3 部

E. 睾丸和附睾均为生殖腺

3. 输精管结扎术常选取的部位是( )。

A. 输精管壶腹   B. 输精管腹股沟部

C. 输精管精索部   D. 输精管睾丸部

E. 输精管盆部

4. 下列关于前列腺的叙述,正确的是( )。

A. 为实质性器官,是男性内生殖器的附属腺

B. 位于膀胱底的后方

C. 呈栗子形,上端为前列腺尖

D. 输精管穿其实质,开口于尿道前列腺部

E. 后面有一横向的前列腺沟

5. 男性的内生殖器不包括( )。

A. 睾丸   B. 输精管   C. 附睾   D. 阴茎   E. 前列腺

6. 产生精子和分泌男性激素的器官是( )。

A. 附睾   B. 前列腺   C. 精囊   D. 尿道球腺   E. 睾丸

7. 输精管道不包括( )。

A. 输精管   B. 附睾   C. 精囊   D. 射精管   E. 男性尿道

8. 关于附睾的描述,错误的是(　　　)。

A. 分泌的液体供给精子营养

B. 分泌的液体还能促进精子进一步成熟

C. 能暂时储存精子

D. 附睾体向下续为输精管

E. 为输精管道的一部分

9. 关于输精管的描述,错误的是(　　　)。

A. 为附睾管的直接延续

B. 活体触摸时,呈坚实的圆索状

C. 输精管盆部又称输精管壶腹

D. 输精管精索部位于精索的后内侧部

E. 输精管盆部为最长的一段

10. 男性尿道(　　　)。

A. 具有排尿和排精功能

B. 尿道膜部有尿道球腺的开口

C. 尿道膜部有射精管的开口

D. 尿道前列腺部前壁上有尿道嵴

E. 耻骨前弯恒定无变化

（孙　成）

【参考文献】

[1]柏树令,应大君. 系统解剖学[M]. 8版. 北京:人民卫生出版社,2013.

[2]刘执玉. 系统解剖学[M]. 北京:科学出版社,2007.

实验十二 女性生殖系统、乳房、会阴和腹膜

【思维导图】

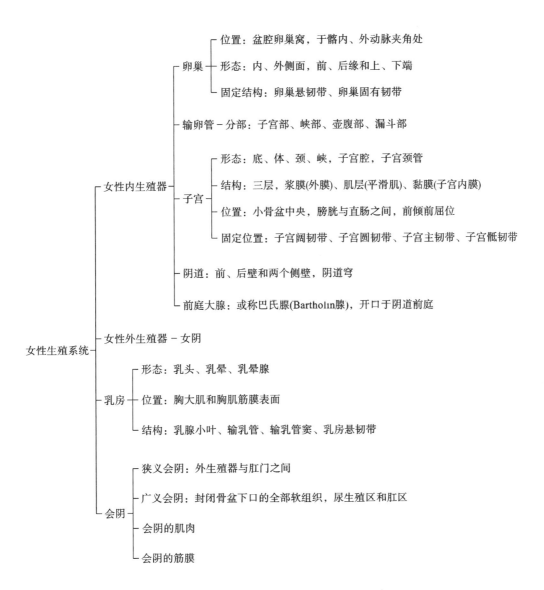

女性生殖系统
- 女性内生殖器
  - 卵巢
    - 位置：盆腔卵巢窝，于髂内、外动脉夹角处
    - 形态：内、外侧面，前、后缘和上、下端
    - 固定结构：卵巢悬韧带、卵巢固有韧带
  - 输卵管 – 分部：子宫部、峡部、壶腹部、漏斗部
  - 子宫
    - 形态：底、体、颈、峡，子宫腔，子宫颈管
    - 结构：三层，浆膜(外膜)、肌层(平滑肌)、黏膜(子宫内膜)
    - 位置：小骨盆中央，膀胱与直肠之间，前倾前屈位
    - 固定位置：子宫阔韧带、子宫圆韧带、子宫主韧带、子宫骶韧带
  - 阴道：前、后壁和两个侧壁，阴道穹
  - 前庭大腺：或称巴氏腺(Bartholin腺)，开口于阴道前庭
- 女性外生殖器 – 女阴
- 乳房
  - 形态：乳头、乳晕、乳晕腺
  - 位置：胸大肌和胸肌筋膜表面
  - 结构：乳腺小叶、输乳管、输乳管窦、乳房悬韧带
- 会阴
  - 狭义会阴：外生殖器与肛门之间
  - 广义会阴：封闭骨盆下口的全部软组织，尿生殖区和肛区
  - 会阴的肌肉
  - 会阴的筋膜

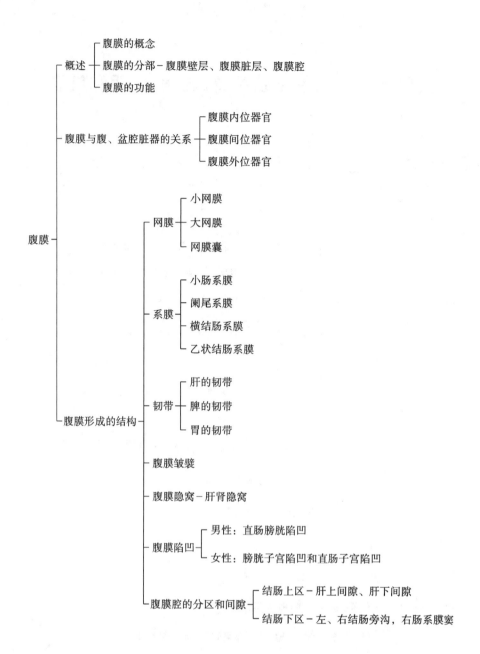

【实验目的】

（1）掌握女性生殖系统的组成和功能，卵巢的形态和位置，输卵管的位置、形态和分部，子宫的形态、位置及子宫的固定装置，腹膜腔的概念，大网膜、小网膜的位置，直肠膀胱陷凹和直肠子宫陷凹的位置。

（2）熟悉阴道后穹与直肠子宫陷凹的关系，会阴的概念及会阴的分部和穿过会阴的结构，网膜孔和网膜囊的位置。

（3）了解输卵管结扎的部位、前庭大腺的位置、女性外生殖器的组成，乳房悬韧带和输乳管的排列走向，腹膜与腹盆腔脏器的关系。

【实验内容】

女性生殖器分为内生殖器和外生殖器两部分。内生殖器多位于盆腔内,主要包括生殖腺(卵巢)和输送管道(输卵管、子宫、阴道),外生殖器则露于体表,为性的交接器官。

1. 观察卵巢 取女性生殖器标本和模型,在髂内、外动脉起始部之间寻找卵巢,卵巢为扁椭圆体,其大小、形状和位置随年龄、发育及是否妊娠而不同。可观察到卵巢上端被输卵管围绕且被卵巢悬韧带连至盆侧壁,下端卵巢固有韧带连于子宫。前缘借卵巢系膜连于子宫阔韧带,前缘中份的卵巢门有血管、淋巴管、神经等结构出入。

2. 观察输卵管 输卵管为成对的肌性管道,长 10~12 cm。观察在子宫侧缘的子宫阔韧带,辨认其游离上缘的输卵管,内侧端连于子宫,外侧端邻卵巢。观察输卵管 4 个部分及其腹腔口。

(1) 输卵管子宫部,穿子宫壁的一段,直径最细,以输卵管子宫口,开口于子宫腔。

(2) 输卵管峡部,短而狭窄,水平向外走行,输卵管结扎手术多在此处进行。

(3) 输卵管壶腹部,此段管腔大多走行弯曲,约占输卵管全长的 2/3,是受精部位,若受精卵未能迁移入子宫而在输卵管或腹膜腔内发育,即成为宫外孕。

(4) 输卵管漏斗部,为输卵管的外侧端,扩大成漏斗状,可以看到漏斗边缘输卵管伞,输卵管腹腔口开口于腹膜腔。

3. 观察子宫 子宫是中空的肌性器官,壁厚腔小,触之较硬,形似倒置的梨形。

(1) 观察子宫结构。子宫外形分为底、体、峡、颈 4 部分,由于子宫颈下 1/3 段突入阴道,故子宫颈分为子宫颈阴道上部和子宫颈阴道部两段。子宫内腔狭窄,可分为子宫腔和子宫颈管 2 部分。女性内生殖器冠状切面标本上观察,子宫腔是扁平的倒三角形,子宫颈管是中间稍宽的梭形管。

(2) 观察子宫位置。观察子宫位于膀胱与直肠之间。正常子宫位置为前倾前屈位。子宫后面为直肠子宫陷凹,子宫颈和阴道弯后部隔此陷凹与直肠相邻故直肠指诊可触到子宫颈和子宫体下部。在分娩期间,当胎头抵达子宫颈管外口时,通过直肠指诊,就可以比较精确地测定子宫口扩张的程度。

(3) 观察子宫固定装置。在子宫两侧观察子宫阔韧带,仔细辨认子宫阔韧带

NOTE

夹层包裹的卵巢、输卵管、子宫圆韧带和卵巢固有韧带。子宫圆韧带经盆侧壁向前外行,至腹股沟管深环处。在剥去盆底腹膜的标本或模型上,在子宫颈两侧找到向后外侧延伸至盆侧壁的子宫主韧带。在教材或图谱上了解子宫骶韧带。在子宫颈外侧观察子宫动脉与输尿管的交叉关系,观察子宫动脉在子宫侧缘走行情况。

4. 观察阴道　阴道前邻膀胱和尿道,后邻直肠,试比较阴道穹前部、侧部和后部的深度,阴道穹后部隔直肠子宫陷凹与直肠相邻。

5. 观察前庭大腺、女性外生殖器　结合标本和模型、教材,观察、了解阴阜、大阴唇、小阴唇、阴蒂、阴道前庭、处女膜和前庭大腺等相关结构。

6. 观察乳房　标本或模型上观察乳房位于胸大肌和胸筋膜的表面,由皮肤、脂肪组织、纤维组织、乳腺组织构成,呈放射状排列。乳腺叶、输乳管在近乳头处膨大形成输乳管窦,观察乳房悬韧带。

7. 观察会阴　在会阴标本和模型上观察,广义的会阴境界和层次结构,狭义的会阴的位置。在尿生殖三角区和肛门三角区内观察盆膈、尿生殖膈、会阴中心腱、尿道、阴道、肛管、坐骨肛门窝等结构。

8. 观察腹膜　在原位腹腔脏器标本及腹膜模型上观察腹膜壁层、腹膜脏层及腹膜腔,观察腹膜与腹、盆腔脏器的关系,网膜囊、网膜孔、大网膜和小网膜形状及包裹的结构,并辨认小肠系膜、横结肠系膜、乙状结肠系膜及十二指肠悬韧带等结构,探查肝肾隐窝、膀胱直肠陷凹和直肠子宫陷凹。

【临床操作】

女性输卵管结扎术

输卵管结扎术是将输卵管结扎后切断或夹闭,阻止精子与卵子相遇而阻止受精的手术。较先进的手术方式是女性子宫角封闭法结扎术,采用内窥镜,从阴道进入子宫,用电烧、激光等方式将子宫左、右两边与输卵管连接的子宫角内膜切除,使子宫与输卵管间的通道纤维化。手术过程仅需 20 min。同输精管结扎术一样,输卵管结扎术不会影响性激素的分泌,不影响女性性征和正常夫妻生活。

案例解剖
分析答案

案例解剖分析

案例 12-1:患者,女,32 岁,农民,因下腹部急性腹痛 3 h 入院。患者已婚 7

年,曾怀孕后流产一次,此后未再孕。平时月经正常,今次已停经 8 周,3 h 前突然觉得下腹部撕裂样剧痛,呈持续性,伴恶心、呕吐,肛门有坠胀感。

检查结果:①患者精神萎靡,烦躁不安,四肢厥冷,全身出冷汗,脉搏快而细弱,血压 10.5/6.5 kPa;②全腹压痛、反跳痛,以下腹部显著;③阴道流血,后穹隆饱满,穿刺抽得血液,放置后不凝固。

诊断为输卵管妊娠破裂,合并失血性休克。

试分析输卵管的分部及输卵管妊娠的好发部位。用所学知识解释该患者的症状与体征。

案例 12-2:患者,女,40 岁,未孕,无痛性乳房肿块 6 个月,偶有乳头溢液。近期发现乳房肿块增大,入院就诊。

检查结果:①乳房肿块边界不清,活动度差,乳头溢液频繁;②乳房皮肤呈橘皮样改变,乳头回缩;③同侧腋窝淋巴结肿大。

试分析患者最可能的诊断是什么,并解释出现上述症状的原因。

【学习评估】

单项选择题

1. 下列关于卵巢的叙述,正确的是(   )。

A. 内侧面与卵巢窝紧贴

B. 外侧面与小肠相邻

C. 上端称子宫端

D. 下端称输卵管端

E. 除产生卵细胞外,还分泌性激素

2. 下列关于子宫的叙述,正确的是(   )。

A. 成年人子宫呈轻度前倾前屈位

B. 子宫底位于子宫的最下部

C. 位于盆腔前部

D. 子宫峡是位于底与体之间的狭窄部

E. 子宫腔的下口称子宫口

3. 下列关于子宫的韧带的描述,正确的是(   )。

A. 子宫圆韧带可限制子宫向侧方移动

学习评估答案

B.子宫阔韧带维持子宫前倾

C.子宫主韧带是维持子宫前倾的重要结构

D.骶子宫韧带与子宫圆韧带协同,维持子宫前屈位

E.子宫阔韧带与子宫圆韧带协同,维持子宫前倾前屈位

4. 下列关于女性生殖器的叙述,正确的是(　　)。

A.卵巢为成对的囊状器官　　　　　　　　　B.卵巢门位于卵巢下端

C.输卵管峡为结扎术常选取的部位　　　　　D.阴道为外生殖器

E.子宫峡为子宫颈阴道部与子宫体相接处

5. 下列关于子宫的韧带的叙述,正确的是(　　)。

A.子宫阔韧带由结缔组织和平滑肌组成

B.子宫圆韧带主要维持子宫前倾位

C.骶子宫韧带可限制子宫向侧方移动

D.子宫主韧带为阔韧带的一部分

E.子宫所有的韧带均由平滑肌组成

6. 女性生殖器不包括(　　)。

A.卵巢　　　　　B.输卵管　　　　　C.尿道　　　　　D.子宫　　　　　E.阴道

7. 关于输卵管描述错误的是(　　)。

A. 位于子宫阔韧带上缘内

B. 连于子宫体的两侧

C. 以输卵管腹腔口开口于腹膜腔

D. 以输卵管子宫口通子宫腔

E. 输卵管壶腹占输卵管全长的 2/3,卵细胞常在此受精

8. 下列关于子宫的固定装置的叙述,正确的是(　　)。

A. 盆膈、尿生殖膈等没有固定作用

B. 子宫阔韧带对固定子宫颈有重要作用

C. 子宫主韧带限制子宫向两侧移动

D. 子宫圆韧带主要维持子宫前倾位

E. 防止子宫向下脱垂的是骶子宫韧带

9. 子宫的固定装置不包括(　　)。

A.卵巢固有韧带　　　　　　　　B.子宫主韧带　　　　　　　　C.子宫圆韧带

NOTE

D. 子宫阔韧带　　　　　　　　E. 骶子宫韧带

10. 子宫阔韧带两层间不包被（　　　）。

A. 输卵管　　　　　　　　　　B. 卵巢

C. 卵巢固有韧带　　　　　　　D. 子宫圆韧带

E. 卵巢悬韧带

（孙　成）

【参考文献】

[1]柏树令,应大君.系统解剖学[M].8版.北京:人民卫生出版社,2013.

[2]刘执玉.系统解剖学[M].北京:科学出版社,2007.

┃ 实验十三　心 ┃

【思维导图】

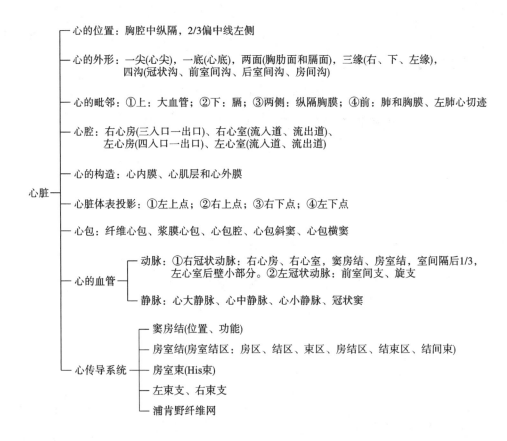

【实验目的】

（1）掌握心的位置与外形；心各腔的形态结构；心传导系统的组成、位置和功能；左、右冠状动脉的起始、行径、主要分支及分布；掌握冠状窦的位置及其主要属支。

（2）熟悉房间隔与室间隔的形态结构及其常见缺损部位；熟悉心包的构成，心包横窦和心包斜窦的位置及临床意义。

（3）了解心的纤维性支架和心壁的构造；了解心的静脉回流途径；了解心的淋巴回流和神经支配；了解心的体表投影。

NOTE

【实验内容】

1. 观察心的位置及形态

（1）观察心的位置。打开胸前壁，通过标本观察，心位于胸腔中纵隔内，为心包所包裹。心的前方平对胸骨体和第 2～6 肋软骨，后方平对第 5～8 胸椎，邻近支气管、食管、迷走神经和胸主动脉等。两侧与胸膜腔和肺相邻，上方连出入心的大血管（肺动脉、主动脉、上腔静脉等），下方为膈。剥开心包前部，看到心形似倒置的圆锥形，前后略扁，大小约为本人的拳头，约 2/3 位于正中线的左侧，1/3 位于正中线右侧。

（2）观察心的形态。取离体的心脏标本，按解剖学位置观察，可分为一底、一尖、两面、三缘，表面尚有四条沟。可见心尖圆钝、游离，朝向左前下方，由左心室构成，位置平对左第 5 肋间锁骨中线内侧 1～2 cm 处，邻近胸壁，活体可在此摸到心脏的搏动。心底朝向右后上方，略呈方形，大部分由左心房、小部分由右心房构成。心底与大血管干相连，是心脏比较固定的部分。胸肋面（前面）朝向前上方，右侧大部分由右心房和右心室构成，左侧小部分由左心耳和左心室构成。膈面（下面）朝向后下，近乎水平位，贴于膈上，大部分由左心室、小部分由右心室构成。右缘垂直圆钝，由右心房构成。左缘上方小部分由左心耳构成，下方大部分由左心室构成。下缘较锐，近水平位，由右心室和心尖构成。心脏表面有四条浅沟可作为心腔在表面的分界。冠状沟近心底处呈冠状位，前被肺动脉干中断，冠状沟是右后上方的心房和左前下方的心室的表面分界。前室间沟和后室间沟分别位于心的胸肋面和膈面，自冠状沟向下到心尖右侧，是左、右心室在心表面的分界标志。前、后室间沟在心尖右侧汇合处稍凹陷，称心尖切迹。在心底，右心房与右上、下肺静脉交界处的浅沟称后房间沟，是左、心房在心表面的分界。后房间沟、后室间沟与冠状沟的交点称房室交点，是心表面的一个重要标志。

2. 观察心腔 心腔分为左心房、右心房、左心室和右心室。同侧的心房与心室有房室口相通，而左、右心房间及左、右心室间互不相通，分别被房间隔和室间隔分隔。

（1）观察右心房。取离体的心标本，可以观察到右心房位于心的右上部，壁薄腔大，表面以界沟内部的界嵴为界分前、后两部，前部为固有心房，后部为腔静脉窦。界沟是位于上、下腔静脉口前缘纵行于右心房表面的沟。切开右心房，可以在右心房内面观察与界沟相应的纵行隆起，称界嵴。在右心房前部，壁内面不平滑,自界嵴有许多平行排列的梳状肌,延伸至右心耳内则交织呈网状。固有心房前部的锥形前突称右心耳,心耳处肌束呈网状交错。在右心房后部,内壁光滑,其上部有上腔静脉口,下部有下腔静脉口。在下腔静脉口与右房室口之间有冠状窦口,口的下缘有一小而薄的半月形的瓣膜,称冠状窦瓣。在右心房后内侧壁(房间隔)下部的椭圆形浅凹,称卵圆窝,是胎儿时期的卵圆孔在出生后闭合的遗迹,房间隔缺损多发生在此处。在右心房的前下部有右房室口,为右心房的出口,通右心室,大小可容三个指尖。

(2) 观察右心室。右心室位于右心房左前下方,构成胸肋面的大部分。直接位于胸骨左缘第 4、5 肋软骨的后方。以室上嵴为界,将右心室分为流入道(窦部)和流出道(漏斗部)两部分。流入道包含右房室口、三尖瓣、腱索、乳头肌及肉柱等。流出道包含动脉圆锥、肺动脉口、肺动脉瓣。打开右心室前壁,可以观察到室内壁不平滑,右房室口与肺动脉口之间右心室壁上有一呈弓形的肌隆起,称室上嵴。

右心室流入道又称固有心腔,通过标本观察,可见室壁肌束形成的许多互相交错的肌性隆起,称肉柱。底连于室壁,尖端突向室腔的锥状肌隆起,称乳头肌,有前、后、隔侧三组乳头肌。其中有一肌束自室间隔横过室腔至前乳头肌的根部,称隔缘肉柱(节制索),有防止心室过度扩张的作用。

右心室流入道的入口是右房室口,口的周缘由三尖瓣环围绕,环上有三尖瓣附着,按位置分别称前尖、后尖、隔侧瓣叶。每瓣叶的底附着于右心室入口(右房室口)周缘的纤维环,瓣膜游离缘垂入心室腔,瓣的心房面光滑,而瓣尖端、边缘和室面有多条腱索连至乳头肌。同一个乳头肌起始的腱索分别连至相邻的两个尖瓣。纤维环、尖瓣、腱索和乳头肌在功能上是一个整体,称三尖瓣复合体。当心室收缩时,三尖瓣环缩小以及血液推动,使三尖瓣紧闭,由于乳头肌收缩和腱索牵拉,各尖瓣不致翻入右心房,从而防止血液反流回右心房。

右心室流出道又称动脉圆锥,似倒置的漏斗状,位于右心室前上方,壁平滑无肉柱。上方有肺动脉口,即右心室的出口,附着于肺动脉口的三个半月形的袋状瓣膜,称肺动脉瓣,瓣膜的游离缘朝向肺动脉干方向,中央有半月瓣小结。肺动脉瓣与肺动脉壁之间袋状间隙为肺动脉窦。在心室收缩时,三个半月瓣顺血流方向开向肺动脉;而在心室舒张时,半月瓣关闭,防止血液反流回右心室。

(3) 观察左心房。左心房居心脏的左后方,前方有升主动脉和肺动脉,后方

NOTE

与食管相毗邻。左心房可分为前部的左心耳和后部的左心房窦。由于左心房是4个心腔中最靠后的一个腔,观察时翻转心的标本,在肺动脉根的左侧,可见左心耳,狭长、壁厚,突向左前方,边缘有几个深陷的切迹,因与二尖瓣邻近,常作为心外科常用手术入路之一。打开左心房壁,可以看到左心房窦,内壁光滑,后壁的两侧各有一对肺静脉口,为肺静脉通入左心房的开口,各口都无瓣膜。左房室口位于左心房的前下部,是左心房通左心室的入口。

(4)观察左心室。左心室位于右心室的左后方,室腔近似圆锥形,也分流入道(窦部)和流出道(主动脉前庭)两部分,两部间以二尖瓣的前尖瓣分界。打开左心室壁观察,可见室壁较其他腔厚,约是右心室壁厚的三倍。左心室流入道位于二尖瓣的左后方,入口是左房室口,肉柱较右心室细小。乳头肌有前、后两组,较右心室粗大,分别起于左心室的前、后壁,其顶端连至左房室瓣的腱索也较粗大。左房室瓣(二尖瓣)为附于左房室口周缘的纤维环的两个三角形帆状瓣膜,前尖瓣较大,后尖瓣较小。二尖瓣与纤维环、腱索及乳头肌的关系和作用与三尖瓣相同。左心室流出道,为左心室腔的前内侧部,壁平滑无肉柱,缺乏伸展性和收缩性。主动脉口位于主动脉前庭以上,是左心室的出口,主动脉瓣为附着于主动口处的三个半月形的袋状瓣膜,形状与肺动脉瓣相似,但较大而强韧,半月瓣小结也较显著,作用与肺动脉瓣相同。与主动脉瓣相对的主动脉壁向外膨出,瓣膜与动脉壁之间的内腔称主动脉窦,主动脉窦可分为左、右和后三个窦,其中在左、右窦的动脉壁上有左、右冠状动脉的开口。

3. 观察心的构造

(1)观察心纤维性支架。心纤维性支架又称心纤维骨骼,包括左、右纤维三角,肺动脉瓣环、主动脉瓣环、二尖瓣环、三尖瓣环,圆锥韧带,室间隔膜部和瓣膜间隔等,心纤维性支架质地坚韧而富有弹性,为心肌纤维和心瓣膜提供了附着处,起支持和稳定作用。在切除心房的标本上观察各瓣膜的位置。通过模型和图谱观察,可知在主动脉后瓣环与二尖瓣环、三尖瓣环之间形成右纤维三角,向下附着于室间隔肌部,位于心的中央部位,又称中心纤维体。右纤维三角向前与室间隔膜部相续,向后发出Todaro腱。在主动脉左瓣环与二尖瓣环之间形成左纤维三角,体积较小。

(2)观察心壁。心壁由心内膜、心肌层和心外膜组成。在剖开的心标本上可以观察到,心脏各瓣膜都是由心内膜向心腔内折叠成的。心肌层是心壁的主要

NOTE

组成成分,包括心房肌和心室肌。观察心肌标本,可见心房肌薄,心室肌厚,左心室肌层更为发达。心房肌和心肌室各自起止于左、右房室口,主动脉口和肺动脉口处的纤维环,被纤维环隔开而不相连续。因而心房、心室不是同时收缩。心房肌由浅、深两层组成,浅层横行,环绕左、右心房;深层为左、右心房所固有。心室肌分三层,浅层斜行,肌纤维在心尖部形成心涡,然后进入深部移行为纵行的深层肌,上行续于肉柱和乳头肌;中层为环行,介于浅、深层之间,环绕左、右心室。心外膜被覆心肌的表面,是浆膜心包的脏层。

（3）观察房间隔和室间隔。在剖开的心标本上观察,可见房间隔较薄,分隔左、右心房,在房间隔右侧面中下部有卵圆窝,是房间隔缺损易发部位。室间隔成 45°斜位,分隔左、右心室,下方较厚,称为室间隔肌部。其上部靠近心房并邻近主动脉处的椭圆形小区缺乏肌质,由左、右心室的心内膜相贴而成,称为室间隔膜部,膜部是室间隔缺损易发生部位。

4. 观察心传导系统　心的传导系统位于心壁内,由特殊分化的心肌细胞构成,其功能是产生并传导兴奋,控制心的节律性活动,使心房肌和心室肌地收缩互相协调。心的传导系统包括窦房结,房室结,房室束,左、右束支和浦肯野(Purkinje)纤维网。在离体的心标本上观察,窦房结位于上腔静脉与右心房交界处前面的心外膜下,呈长梭形,由窦房结细胞和结缔组织等构成,是心的正常起搏点。窦房结细胞发出冲动传至心房肌,使心房肌收缩,同时下传至房室结。房室结位于冠状窦口与右房室口之间,右侧有薄层心房肌及心内膜覆盖,呈扁卵圆形,较窦房结小,其前端发出房室束进入心室。房室结的作用是将窦房结传来的冲动传至心室,但冲动在结内传导较慢。结合图谱,可以看到房室束由房室结前端向前,穿右纤维三角,沿室间隔膜部后下缘向前行至室间隔肌部顶端分为左、右束支。右束支:细长,呈圆索状,在室间隔膜部下缘右侧心内膜深面下行,经隔缘肉柱至前乳头肌基部,呈树枝状分支形成浦肯野纤维网。左束支:呈扁带状,沿室间隔左侧的心内膜深面下行一段便分成前、后支,分别进入左心室前、后乳头肌基部,然后反复分支成浦肯野纤维网。

5. 观察心的血管　心的血供来自左、右冠状动脉,绝大部分静脉血经冠状窦汇入右心房。

（1）观察左、右冠状动脉。通过心血管标本和模型观察左、右冠状动脉的起点及走行。左冠状动脉从主动脉左窦发出,经左心耳与肺动脉起始部之间向左行至前室间沟上端处分为前室间支和旋支。①前室间支（前降支）：在前室间沟内下行至心尖切迹处，可与右冠状动脉的后室间支吻合。前室间支主要发出三组分支，分布于右心室前壁一小部分、左心室前壁和室间隔前2/3（其中有右束支和左束支经过）。如前室间支发生阻塞，可发生左心室前壁和室间隔前部心肌梗死，并可发生束支传导阻滞。②旋支：走行于左侧冠状沟内，从心左缘绕到左心室膈面。旋支在行程中发出分支分布于左心室侧壁、左心室后壁和左心房，也可发分支到窦房结或房室结。右冠状动脉较左冠状动脉略细，起自主动脉右窦，经肺动脉根部与右心耳之间，沿冠状沟行向右后下，绕心脏右缘至心膈面，向左行至房室交点处，弯曲续为后室间支和右旋支。右冠状动脉沿途分支分布于右心房、右心室前壁大部分、右心室侧壁和后壁，左心室后壁一小部分、室间隔后1/3，窦房结和房室结。

（2）观察心的静脉。心的静脉主要由冠状窦及其属支组成。在离体的心标本上观察，可见冠状窦位于心膈面冠状沟内。结合模型及图谱可见主要属支有心大静脉、心中静脉和心小静脉。①心大静脉：起自心尖，伴左冠状动脉的前室间支循前室间沟上行至冠状沟，伴旋支沿冠状沟绕至心脏膈面，入冠状窦的左端。②心中静脉：起自心尖附近，伴右冠状动脉后室间支在后室间沟内上行至冠状沟，终于冠状窦的右端。③心小静脉：在心膈面沿冠状沟右部从右向左注入冠状窦。此外，还有位于心壁内的小静脉直接开口于各心腔称心最小静脉，起于右心室前壁注入右心房的心前静脉。

6. 观察心包　心包为包裹心和出入心大血管根部的锥形纤维浆膜囊，分内、外两层，外层为纤维心包，内层为浆膜心包。观察未切开心包的标本，可见纤维心包是坚韧的结缔组织囊，向上与出入心脏的大血管外膜相延续，下方与膈的中心腱愈着。切开心包，可见浆膜心包分壁层和脏层，壁层紧贴在纤维心包的内面，脏层包于心肌层的表面，即心外膜。壁、脏两层在大血管根部相互移行。壁、脏两层之间的狭窄间隙称心包腔，含少量浆液，起滑润作用，减少心脏搏动时的摩擦。在心包腔内，浆膜心包壁、脏两层反折处的间隙称心包窦，主要有：①心包横窦：在升主动脉和肺动脉干后方与上腔静脉和左心房前壁之间的心包腔部分。②心包斜窦：左心房后壁，左、右肺静脉，下腔静脉与心包后壁之间的心包腔部分。③心包前下窦：位于心包腔的前下部，心包前壁与膈之间的交角处，由心包前壁移至下壁形成。人体直立时该处位置最低，心包积液常存于此窦中，是心包

NOTE

穿刺比较安全的部位,从剑突与左侧第 7 肋软骨交角处进行穿刺恰可进入该窦。

7. 观察心的体表投影　通过图谱可以看到,心在胸前壁的体表投影,大致可用下述四点的连线来确定:①左上点:在左侧第 2 肋软骨下缘,距胸骨左缘约 1.2 cm。②右上点:在右侧第 3 肋软骨上缘,距胸骨右缘约 1 cm。③左下点:在左侧第 5 肋间,锁骨中线内侧 1～2 cm。④右下点:在右侧第 7 胸肋关节处。左、右上点的连线为心脏上界,左、右下点的连线为心脏下界,左上、下点间微凸向左的连线为心脏左界,右上、下点间微凸向右的连线为心脏右界。

案例解剖
分析答案

案例解剖分析

案例 13-1:患儿,男,6 岁。"气促、乏力 5 年,加重 3 天"入院。

检查结果:①T 36.5 ℃,P 108 次/分,R 21 次/分,体重 20 kg;②面色苍白,精神较差,步入病房,慢性病容;③唇发绀;④胸骨左缘第 2、3 肋间可闻及喷射性收缩期杂音,肺动脉瓣区第二心音亢进、固定分裂。⑤X 线:右心房、右心室增大。

试分析病变部位和正常的心脏结构。

案例 13-2:患者,男,60 岁,自诉发作性憋喘、胸痛半个月。

检查结果:①心律规则,心音低钝,无杂音,无周围血管征;②CT 示有心包积液;③心脏彩超示二尖瓣、三尖瓣轻度反流,左心室舒张功能减低,大量心包积液;④颈静脉怒张;⑤呼吸困难,端坐呼吸。

试分析为了缓解该患者症状应对病变部位做什么操作,操作的部位在哪里。

【学习评估】

单项选择题

学习评估答案

1. 下列对心的位置描述错误的是(　　)。

A. 位于胸腔中纵隔内

B. 心的前方对着胸骨体和第 1～7 肋

C. 大部分被肺和胸膜覆盖

D. 心内注射时应靠近胸骨左缘第 4 肋间隙处

E. 位置居中偏左

2. 下列对心的形态描述错误的是(　　)。

A. 心尖体表投影位于左锁骨中线与第 5 肋间隙交点内侧 1～2 cm 处

B. 心底由心房构成

C. 前室间沟的两侧是左、右心室

D. 右缘由右心室构成

E. 冠状沟是心房和心室的分界处

3. 下列对右心房描述错误的是(　　　)。

A. 右心房以界沟为界分为固有心房和腔静脉窦

B. 右心耳有梳状肌

C. 右心房有 3 个入口

D. 房室口是右心房的出口

E. 卵圆窝出生前不久关闭

4. 下列对右心室描述错误的是(　　　)。

A. 房室口是右心室的入口　　　　　　B. 主动脉口是右心室的出口

C. 右房室口有三尖瓣　　　　　　　　D. 肺动脉口有肺动脉瓣

E. 室壁内有 3 组乳头肌

5. 下列对左心房描述错误的是(　　　)。

A. 左心房有 4 个入口　　　　　　　　B. 左房室口是左心室的出口

C. 左心耳内有梳状肌　　　　　　　　D. 左心房大部分位于心底

E. 左心房内流淌的是静脉血

6. 下列对左心室描述错误的是(　　　)。

A. 左心室入口为左房室口　　　　　　B. 左房室口有二尖瓣

C. 左心室内有两组乳头肌　　　　　　D. 左心室出口为主动脉口

E. 主动脉瓣形成的 3 个窦内都有血管的开口

7. 下列对心壁描述正确的是(　　　)。

A. 心房肌比心室肌厚

B. 心外膜是粗糙的浆膜

C. 心内膜参与形成心瓣膜和腱索

D. 心房肌分为浅层、中层和深层共 3 层

E. 心室肌分为浅层和深层共 2 层

8. 下列对心传导系统描述正确的是(　　　)。

A. 窦房结是心的正常起搏点 　　　　B. 由普通心肌细胞构成

C. 窦房结位于心内膜深面 　　　　D. 房室结位于心外膜深面

E. 浦肯野纤维分布于心房和心室

9. 下列对心的血管描述错误的是(　　　)。

A. 给心供血的为左、右冠状动脉

B. 左心房由左冠状动脉供血

C. 右心房由右冠状动脉供血

D. 心的静脉仅为心大、中、小静脉

E. 左、右冠状动脉由升主动脉发出

10. 下列对心包描述正确的是(　　　)。

A. 仅包裹心 　　　　B. 心包有 3 层

C. 心包腔内有心 　　　　D. 心腔内仅有少量滑液

E. 心包腔穿刺部位位于左剑肋角

(王建忠)

【参考文献】

[1] 柏树令,应大君. 系统解剖学 [M]. 8 版. 北京:人民卫生出版社,2013.

[2] 刘执玉. 系统解剖学 [M]. 北京:科学出版社,2007.

[3] 徐国成,韩秋生,霍琨. 人体解剖学彩色图谱 [M]. 沈阳:辽宁科学技术出版社,2010.

实验十四 动 脉

【思维导图】

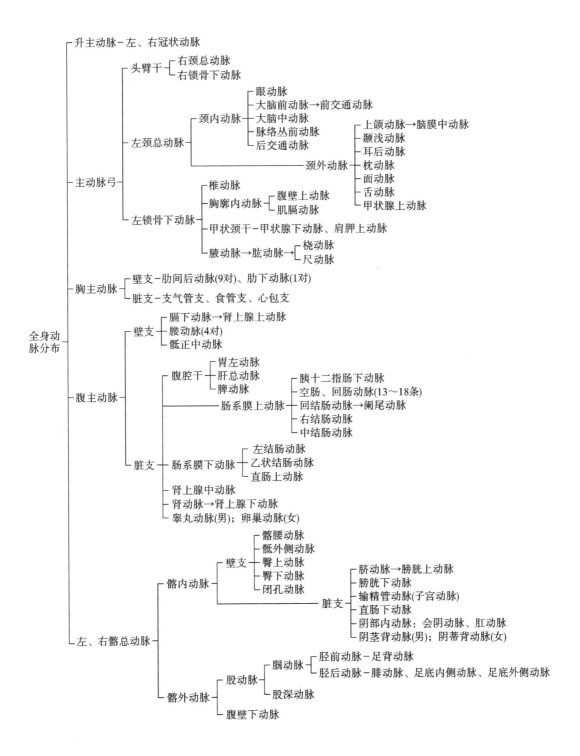

NOTE

【实验目的】

（1）了解动脉在人体中的分布规律和器官内血管的配布规律。

（2）熟悉肺循环的动脉；动脉韧带的位置。

（3）掌握主动脉的起止，了解其行径及分部。掌握升主动脉的起止及分支名称。掌握主动脉弓的起止及分支名称；掌握左、右颈总动脉的起止部位，了解其体表投影；掌握颈动脉窦和颈动脉小球的位置与功能；掌握颈外动脉主要分支的名称和分布；了解颈内动脉在颈部的行径。掌握锁骨下动脉、腋动脉、桡动脉、尺动脉的起止，了解其分布及体表投影。掌握掌浅弓、掌深弓的组成。了解锁骨下动脉、腋动脉的主要分支的名称。掌握胸主动脉的起止，了解其分支、分布概况。掌握腹主动脉的起止、分支名称。腹腔干的分支、分布，肠系膜上、下动脉的分支、分布。了解睾丸动脉或卵巢动脉的分布。

（4）掌握髂总动脉的起止位置。掌握子宫动脉行径和分布。掌握髂外动脉、股动脉、腘动脉、胫前动脉、胫后动脉、足背动脉的起止，了解各动脉的分布概况。了解足底动脉弓的组成，股动脉的体表投影。

（5）熟悉全身动脉搏动点及常用压迫止血部位（如颈总动脉、面动脉、颞浅动脉、锁骨下动脉、肱动脉、桡动脉、股动脉和足背动脉等）。

【实验内容】

1. 观察肺循环的动脉

（1）观察肺循环的途径。通过模型显示肺循环途径：右心室→肺动脉干→右、左肺动脉及其各级分支→肺泡壁毛细血管网→肺静脉各级属支→左、右肺静脉→左心房。

（2）尸体标本观察肺循环动脉。打开胸前壁，可以观察到肺动脉干为短而粗的干，自右心室发出，在主动脉起始部的前方，向左上后斜行至主动脉弓下分为左、右肺动脉。左肺动脉较短，横行向左，经左支气管前方至左肺门，分上、下支分别进入左肺的上、下叶。右肺动脉较长，横行向右，经主动脉升部和上腔静脉的后方至右肺门，分上、中、下三支分别进入右肺上、中、下叶。动脉韧带是位于肺动脉干分为左、右肺动脉的分叉处稍左侧的纤维性结构，连于主动脉弓下缘，是胎儿时期动脉导管在出生后闭锁形成的遗迹。

2. 观察体（大）循环的动脉主干　主动脉为体循环动脉的主干。起自左心室,向右前上方上升至右第 2 胸肋关节高度,弓形向左后方至第 4 胸椎左侧,然后沿脊柱前面下降,穿膈主动脉裂孔入腹腔,继续在脊柱前面下降至第 4 腰椎下缘,分为左、右髂总动脉。主动脉可分为升主动脉、主动脉弓和降主动脉三段。降主动脉又分为胸主动脉和腹主动脉。

3. 观察升主动脉 在打开胸、腹腔显示连主动脉弓及肺动脉的心脏标本上观察,升主动脉于胸骨左缘后方平对第 3 肋间起自左心室,长约 5 cm,全长位于心包内,沿上腔静脉左侧向右前上方斜行,至右侧第 2 胸肋关节高度移行为主动脉弓。其起始处发出左、右冠状动脉。

4. 观察主动脉弓及其分支 主动脉弓呈弓形弯向左后方,至第 4 胸椎体下缘处向下移行为降主动脉。主动脉弓的凸侧向上发出三大干,自右前向左后依次为头臂干、左颈总动脉和左锁骨下动脉。头臂干短而粗,经气管前面向右上斜行至右胸锁关节后方分为右颈总动脉和右锁骨下动脉。

5. 观察头颈部的动脉

(1)观察颈总动脉。颈总动脉是头颈部的动脉主干,通过头颈部动脉解剖标本可以观察到,左颈总动脉直接起于主动脉弓,右颈总动脉起于头臂干。左颈总动脉自胸锁关节后方沿气管的外侧上行至甲状软骨上缘水平,分为颈内动脉和颈外动脉。颈总动脉沿途无分支,在分叉处有两个重要结构:颈动脉窦和颈动脉小球。颈动脉窦为颈内动脉起始处的膨大部,壁内有压力感受器,与血压的调节有关。颈动脉小球为扁椭圆形小体,位于颈总动脉分叉处的后方,以结缔组织连于动脉壁,为化学感受器,是反射性调节呼吸的装置。

(2)观察颈外动脉。通过头颈部动脉解剖标本可以观察到颈外动脉自颈总动脉分出后,上行至下颌颈后面分为颞浅动脉和上颌动脉两终支,其主要分支有7支。①甲状腺上动脉从颈外动脉起始部发出,成弓形行向前下方至甲状腺侧叶上端,分支入腺体,分布于甲状腺和喉。②舌动脉在舌骨大角水平处自颈外动脉前面发出,行向前内侧入舌,分支供应舌、腭扁桃体和舌下腺等。③面动脉在舌动脉发出处的上方起自颈外动脉,在二腹肌后腹深面前行,经下颌下腺深面至咬肌止点前缘,绕下颌骨下缘至面部,再经口角、鼻翼外侧至眼内眦,改名为内眦动脉。沿途分支营养腭扁桃体、下颌下腺和面部。活体在下颌骨下缘与咬肌前缘交点处可摸到其搏动,此处也是面动脉的临时压迫止血点。④枕动脉与面动脉的起点相对,起自颈外动脉的后侧,经乳突根内侧向后分布于枕部。⑤耳后动脉在二腹肌后腹上缘高度自颈外动脉后侧发出,经乳突前方上行,分布于耳后部、腮腺和乳突小房。⑥上颌动脉自颈外动脉分出后,经下颌颈内侧直至翼腭窝,分为许多分支。在下颌颈深面,它发出脑膜中动脉。脑膜中动脉向上穿棘孔入颅,分为前、后两支,分布于硬脑膜和颅骨。前支经颅骨翼点内面,当颞部骨折时易伤此动脉导致硬膜外血肿。上颌动脉的其他分支分布于鼻腔、外耳道、鼓室、上下颌、牙齿及牙龈、咀嚼肌等。⑦颞浅动脉:经外耳门前方上行,越颧弓根部到颞部皮下,分布于腮腺、额部、颞部和顶部的软组织。活体在耳屏前方可摸到它的搏动,此处是其临时压迫止血点。

(3)观察颈内动脉颅外段。通过头颈部动脉解剖标本可以观察到颈内动脉在颈部无分支,自颈总动脉发出后上行至颅底。经颈动脉管入颅,分支分布于脑和视器。

6.观察上肢的动脉

(1)观察锁骨下动脉。在头颈部和上肢的动脉标本上可以看到,右锁骨下动脉起自头臂干,左锁骨下动脉直接起自主动脉弓,故略长。经胸锁关节的后方斜向外到颈根部,呈弓形斜越胸膜顶前面,贴第1肋上面穿斜角肌间隙至第1肋外缘续为腋动脉。从胸锁关节上缘至锁骨中点画一向上凸的弧线,其最凸处在锁骨上方约1.5 cm,此线即为锁骨下动脉的体表投影线。上肢出血时,可在锁骨中点上方向下压,将锁骨下动脉压在第1肋上面以进行止血。结合图谱可见左锁骨下动脉的分支有:①椎动脉:在前斜角肌内侧起自左锁骨下动脉,向上垂直穿行第6、7颈椎横突孔,经枕骨大孔入颅,分支分布于脑和脊髓。②胸廓内动脉:与椎动脉起点相对,从锁骨下动脉的下侧发出,下行经锁骨内侧端后面入胸腔,与胸骨侧缘平行(距胸骨缘约1 cm),沿肋软骨的后面下降,沿途分支营养胸前壁、乳房、心包、膈和腹直肌等。胸廓内动脉的两大终支有:腹壁上动脉是胸廓内动脉的直接延续,在脐附近与腹壁下动脉吻合,分布于腹直肌和腹膜;肌膈动脉分布于腹壁诸肌、膈、下5个肋间隙前部。③甲状颈干:在椎动脉起点的外侧发出,很短,旋即分为4~5支,主要分支有甲状腺下动脉和肩胛上动脉,分布于甲状腺、咽、食管、气管、脊髓、肩部肌等处。肋颈干为一短干,自锁骨下动脉后壁发出,营养颈深肌和第1、2肋间肌。

(2)观察腋动脉。在上肢的血管标本上观察腋动脉起自第1肋外侧缘,通过腋窝深面,至大圆肌和背阔肌下缘移行为肱动脉。结合图谱可见其主要分支有:

NOTE

①胸肩峰动脉:在胸小肌上缘起自腋动脉,为一短干,分支分布于胸大肌、胸小肌、三角肌和肩关节等。②胸外侧动脉:在胸小肌后面起自腋动脉,沿胸小肌下缘下行于前锯肌外侧面,分布于胸肌、前锯肌和乳房。③肩胛下动脉为一较粗的短干,在肩胛骨腋缘附近起自腋动脉,稍向后下行即分为胸背动脉和旋肩胛动脉。胸背动脉分支分布于背阔肌和前锯肌。旋肩胛动脉后行穿三边孔至冈下窝,分支营养附近各肌;旋肱后动脉较粗大,与腋神经共同向后穿四边孔,绕肱骨外科颈向后外侧,分支分布于肩关节和三角肌;旋肱前动脉较细,沿肱骨外科颈前面至外侧,与旋肱后动脉吻合,分布于肩关节和临近的肌。

(3)观察肱动脉。肱动脉是腋动脉的延续,在上肢的血管标本上观察肱动脉沿喙肱肌和肱二头肌内侧下行入肘窝,在平对桡骨颈处分为桡动脉和尺动脉。肱动脉全长都比较表浅,当前臂和手因外伤出血时,可在臂的中部或下部对向肱骨压迫肱动脉进行止血,在臂中部压向外侧,在臂下部则压向后。在肘窝处于肱二头肌腱内侧可摸到肱动脉搏动,是测量血压时的听诊部位。肱动脉沿途发出分支到臂肌和肱骨,较大的为肱深动脉。肱深动脉自肱动脉起始段发出,伴桡神经,在肱三头肌内、外侧头间沿桡神经沟下行,至肱骨下端外侧续为桡侧副动脉而终,其分支分布于肱三头肌等。桡侧副动脉则分支参与形成肘关节网。

(4)观察桡动脉。在上肢的血管标本上观察桡动脉在肘窝内由肱动脉分出后,于肱桡肌与旋前圆肌之间下行,绕桡骨茎突至手背,再穿第1掌骨间隙入手掌深部,分出拇主要动脉后,其末端与尺动脉掌深支形成掌深弓。桡动脉下部位置表浅,在桡骨下段掌侧面桡侧腕屈肌腱的外侧易摸到其搏动,为临床常用的触摸脉搏的部位。桡动脉沿途发出肌支营养前臂桡侧诸肌。桡动脉的其他分支有:掌浅支,细小,在桡动脉弯向手背前发出,分支分布于鱼际肌,并与尺动脉末端吻合成掌浅弓;拇主要动脉于手掌深部发出,分三支分布于拇指掌侧面的两侧缘及示指桡侧缘。

(5)观察尺动脉。在上肢的血管标本上可以观察到该动脉先在尺侧腕屈肌与指浅屈肌之间伴尺神经下行,经豌豆骨的外侧入掌,发出掌深支后,其终末与桡动脉掌浅支吻合成掌浅弓。结合图谱可见其主要分支有:骨间总动脉,分为骨间前动脉和骨间后动脉,分别沿前臂骨间膜前面、后面下降,沿途分支至前臂前群诸肌和尺、桡骨;掌深支,在豌豆骨下方分出,穿小鱼际至掌深部,与桡动脉末端吻合成掌深弓。

（6）观察掌浅弓和掌深弓。在手部的血管标本上可以观察到掌浅弓由尺动脉末端与桡动脉的掌浅支吻合而成（以尺动脉为主），位于掌腱膜与指浅屈肌腱之间。自弓的凸侧向下发出三支指掌侧总动脉和一支小指尺掌侧动脉行向远侧。小指尺掌侧动脉分布于小指尺侧缘。三支指掌侧总动脉下行至掌指关节处各分为两支指掌侧固有动脉，分别供应第2～5指的相对缘。掌深弓由桡动脉的末端与尺动脉的掌深支吻合而成（以桡动脉为主），位于指深屈肌腱的深面。弓的凸侧约平腕掌关节高度。由弓的凸侧发出三支掌心动脉，行至掌指关节处，分别与相应的指掌侧总动脉吻合。

7. 观察胸主动脉及其分支　胸主动脉为胸部的动脉主干，在打开胸腔显示连主动脉弓的血管标本上观察胸主动脉，可见其在第4胸椎体下缘左侧下行至穿膈主动脉裂孔处移行为腹主动脉，分支有壁支和脏支。

（1）观察壁支。主要为9对肋间后动脉和1对肋下动脉，它们都自胸主动脉后壁发出，横行向外侧，肋间后动脉进入第3～11肋间隙，肋下动脉走行于第12肋下缘，都沿相应肋骨下缘内面的肋沟前行，分支分布于脊髓、背部肌和皮肤、第3肋间以下的胸壁及腹壁上部。此外，壁支还有分布于膈上面的小支。

（2）观察脏支。较细小，主要是支气管支、食管支和心包支，分布于支气管、食管和心包。

8. 观察腹主动脉　腹主动脉是腹部的动脉主干，其分支也分壁支和脏支。在打开胸、腹腔显示连主动脉弓的血管标本上观察腹主动脉在膈主动脉裂孔处续胸主动脉，沿脊柱前面左侧下行至第4腰椎下缘分为左、右髂总动脉。壁支主要分支有：①膈下动脉，左、右各一，由腹主动脉上部（或腹腔干）发出，分布于膈下面，并发出分支肾上腺上动脉至肾上腺；②腰动脉，共4对，起自腹主动脉后壁，水平向外行于腰大肌深面，后进入腹侧壁的肌层间，分支分布于腰部、腹壁肌、脊髓及其被膜；③骶正中动脉，一支，起自腹主动脉，沿左、右髂总动脉的后壁，沿骶骨前面下行，分布于附近结构。脏支又分成对和不成对两种。不成对脏支包括腹腔干、肠系膜上动脉和肠系膜下动脉三支；成对脏支包括肾上腺中动脉等，在腹腔的动脉标本上可以观察到。

（1）观察腹腔干及其分支。在腹腔的动脉标本上观察，腹腔干是一粗短干，在膈主动脉裂孔稍下方从腹主动脉前壁发出，行至胰上缘立即分为胃左动脉、肝总动脉和脾动脉。①胃左动脉：向左上行至胃贲门，发出食管支到食管腹部，然

NOTE

后急转向右,沿胃小弯在小网膜两层间行向右下,与胃右动脉吻合,沿途发出多条胃支至贲门和胃小弯侧的胃前、后壁。②肝总动脉:向右前方至十二指肠上部的上缘进入肝十二指肠韧带内,即分为肝固有动脉和胃十二指肠动脉。肝固有动脉在肝十二指肠韧带内上行至肝门附近,分为左、右支经肝门分别入肝的左、右叶,右支在入肝门前发出胆囊动脉至胆囊。在肝固有动脉始部发出胃右动脉,下行至幽门上缘即沿胃小弯向左行,与胃左动脉吻合,分布于胃小弯侧的胃壁。胃十二指肠动脉向下经幽门后方,在幽门下缘分为胃网膜右动脉和胰十二指肠上动脉。胃网膜右动脉向左沿胃大弯行,与胃网膜左动脉吻合,沿途分支分布于胃大弯侧的胃前后壁和大网膜。胰十二指肠上动脉在十二指肠降部与胰头之间下行,分前、后两支分布于胰头和十二指肠。③脾动脉:沿胰上缘向左至脾门,沿途发多数胰支入胰体和胰尾。在脾门处发数条脾支入脾内。由脾动脉末端或脾支发出数支胃短动脉分布于胃底,发出一支胃网膜左动脉沿胃大弯向右行与胃网膜右动脉吻合,沿途分支分布于胃大弯左侧的胃壁和胃网膜,此外,还发出胃后动脉营养胃底。

(2)观察肠系膜上动脉。在腹腔的动脉标本上观察到,肠系膜上动脉在腹腔干发出处稍下方从腹主动脉前壁发出,为单独长干,在胰头后方下降,经十二指肠水平部前面进入肠系膜根内,向右下行至右髂窝,将小肠向腹腔的左侧翻,可以看到肠系膜上动脉的分支如下:①胰十二指肠下动脉,很细,沿胰头与十二指肠降部之间上行,分布于该二器官,并与胰十二指肠上前、后动脉吻合。②空肠动脉和回肠动脉,自肠系膜上动脉左侧壁发出,在肠系膜两层间反复分支吻合形成多级动脉弓,分布于空、回肠。空肠的动脉弓多为1~3级,回肠的动脉弓多为3~5级。③回结肠动脉,为肠系膜上动脉右侧发出的最下一条分支,行向下右至盲肠附近发出分支,分布于回肠末端、盲肠、阑尾及升结肠,其至阑尾的一支称阑尾动脉,下行经回肠末端后面进入阑尾系膜的游离缘内,营养阑尾。④右结肠动脉,在回结肠动脉起点上方自肠系膜上动脉右侧发出,向右行,分为升、降两支,分别与中结肠动脉和回结肠动脉吻合,分支分布于升结肠。⑤中结肠动脉,在近胰下缘处,自肠系膜上动脉右侧发出,向前穿行于横结肠系膜两层之间,分为左、右支,分别与左、右结肠动脉吻合,分支分布于横结肠。

(3)观察肠系膜下动脉。在腹腔的动脉标本上观察到,肠系膜下动脉在第3腰椎水平处自腹主动脉前壁发出,行向左下方,将小肠向腹腔的右侧翻,可以看到肠系膜下动脉的分支如下：①左结肠动脉，向左横行至降结肠附近分为升、降支，分别与中结肠动脉左支和乙状结肠动脉吻合，分支分布于降结肠；②乙状结肠动脉，有 2～3 支，向左下方进入乙状结肠系膜内，互相吻合成弓，分支分布于乙状结肠；③直肠上动脉，为肠系膜下动脉的直接延续，经乙状结肠系膜两层间下降至第 3 骶椎高度，在直肠后面分为两支，沿直肠两侧下行，分支供应直肠上部，并与直肠下动脉和肛门动脉的分支吻合。

（4）观察肾上腺中动脉。在胰后方平第 1 腰椎高度起自腹主动脉侧壁，向外行进入肾上腺，并与肾上腺上动脉和肾上腺下动脉吻合。

（5）观察肾动脉。粗大，在肠系膜上动脉起点下方约平对第 1、2 腰椎高度从腹主动脉侧面发出，呈水平向外走行经肾门入肾内。在入肾门前发出肾上腺下动脉到肾上腺。

（6）观察睾丸动脉或卵巢动脉。睾丸动脉（男性）细长，在肾动脉发出处的下方发出，沿腰大肌前面斜向下外，经腹股沟管进入阴囊，分布于睾丸和附睾。卵巢动脉（女性）则经卵巢悬韧带入盆腔，分布于卵巢和输卵管壶腹部，并有分支与子宫动脉吻合。

9. 观察盆与会阴部的动脉

（1）观察髂总动脉。髂总动脉左、右各一，是盆部和下肢的动脉主干。在第 4 腰椎下缘前面由腹主动脉分出，沿腰大肌内侧下行至骶髂关节前面，分为髂内动脉和髂外动脉。

（2）观察髂内动脉。髂内动脉为一粗短干，自髂总动脉分出后，沿骨盆后外侧壁下行，发出壁支和脏支。在盆部显示髂内动脉的标本上观察，可见髂总动脉于第 4 腰椎下缘前面由腹主动脉分出，沿腰大肌内侧下行至骶髂关节前面，分为髂内动脉和髂外动脉。结合图谱可以看到髂内动脉的具体分支有壁支和脏支。首先观察壁支：①髂腰动脉，分布于髂肌、腰大肌等；②骶外侧动脉，分布于盆腔后壁和骶管内结构；③臀上动脉，经梨状肌上孔出盆腔至臀部，供应臀肌和髋关节；④臀下动脉，经梨状肌下孔出盆腔至臀部，分布于臀大肌及髋关节；⑤闭孔动脉，自前干或后干发出，沿骨盆侧壁行向前下方，与闭孔神经伴行穿闭孔膜至大腿内侧，分支分布于大腿内侧肌群和髋关节。其次观察脏支：①脐动脉，是胎儿时期的动脉主干，出生后远侧段闭锁形成脐内侧韧带，近侧段发出细小的膀胱上动脉，分布于膀胱上部和中部；②膀胱下动脉，沿骨盆侧壁向前下至膀胱，发出分支供应膀胱底、前列腺、精囊腺和输尿管下段,女性者则分支分布于膀胱底和阴道壁;③子宫动脉,沿盆壁行向下内侧,入子宫阔韧带两层之间,在子宫颈外侧1～2 cm处跨输尿管前方并与之交叉至子宫颈,沿途分支分布于子宫、输卵管和卵巢,并与卵巢动脉吻合;④阴部内动脉,在臀下动脉前方下行,穿梨状肌下孔出骨盆,再经坐骨小孔进入坐骨直肠窝,沿此窝的外侧壁前行,分布于肛门、会阴区和外生殖器;⑤直肠下动脉,分布于直肠下部,并与直肠上动脉、肛动脉及膀胱下动脉吻合;⑥阴茎背动脉或阴蒂背动脉。

(3)观察髂外动脉。在盆腔的动脉标本上观察该动脉,髂外动脉自骶髂关节处沿腰大肌内侧下降,经腹股沟韧带中点深面至股前部,移行为股动脉。主要分支是腹壁下动脉,在腹股沟韧带附近自髂外动脉发出后,沿腹前壁后面向上内方进入腹直肌鞘内,分布于腹直肌,并与腹壁上动脉吻合。

10. 观察下肢的血管

(1)观察股动脉。股动脉是下肢的动脉主干。通过下肢大腿的标本观察,可以看到股动脉在腹股沟韧带中点后方续髂外动脉,下行通过股三角,经收肌管转向后进入腘窝,移行为腘动脉。股动脉在股三角内的位置较浅,在腹股沟韧带中点稍下方可摸到其搏动,临床施行股动脉穿刺或压迫止血,皆在此处进行。在大腿外展外旋的情况下,自腹股沟韧带中点至收肌结节连一线,此线的上 2/3 段为该动脉的体表投影。股动脉发出分支分布于大腿肌、外阴、腹前壁下部的皮肤。它的主要分支是股深动脉,其分支旋股内侧动脉分布于大腿内侧群;旋股外侧动脉分布于大腿前群;穿动脉分布于股收肌群、股后肌群和股骨。此外,股动脉还发出腹壁浅动脉、阴部外动脉和旋髂浅动脉,分布于腹前壁下部、外阴部的皮肤及浅筋膜。

(2)观察腘动脉。腘动脉在腘窝深部下行。在下肢的腘窝内观察,可以看到腘动脉自收肌腱裂孔续于股动脉下行,经腘窝深部中央至腘肌下缘分为胫前动脉和胫后动脉。腘动脉在腘窝内发出许多分支,分布于膝关节及邻近的肌肉,参与形成膝关节网。

(3)观察胫后动脉。在小腿标本上观察,翻过小腿三头肌可以看到,胫后动脉于腘肌下缘处续腘动脉,下行经小腿后群肌浅、深两层之间,经内踝后方向前转入足底,分为足底内侧动脉和足底外侧动脉。其分支有:①腓动脉,起自胫后动脉,沿腓骨后面下行至外踝下方浅出,沿途分支营养邻近的肌肉、胫骨、腓骨;

NOTE

②足底内侧动脉,分布于足底内侧;③足底外侧动脉,较足底内侧动脉粗大,行向外方,在第 5 跖骨底附近弯向内侧,至第 1 跖骨间隙与足背动脉的足底深支吻合形成足底深弓,于弓的凸侧发出 4 条跖足底总动脉,后者又发出 2 支趾足底固有动脉,分布于各趾。

(4)观察胫前动脉。在小腿标本上观察,可见胫前动脉在平腘肌下缘自腘动脉发出后,穿小腿骨间膜上部至小腿前群肌,下行至足背移行为足背动脉,胫前动脉分支分布于小腿前群肌。

(5)观察足背动脉。足背动脉是胫前动脉的直接延续。在足的血管标本上观察可见该动脉在踝关节前方续于胫前动脉,经拇长伸肌腱和趾长伸肌腱之间前行,先后发出跗外侧动脉和跗内侧动脉后,至第 1 跖骨间隙近端附近,发出第 1 跖背动脉和足底深支,入足底与足底外侧动脉吻合。足背动脉位置较浅,于拇长伸肌腱外侧可触到其搏动。足背动脉的分支有:①弓状动脉,沿跖骨底呈弓形弯曲向外侧,由弓的凸侧发出 3 条跖背动脉,前行至跖趾关节远侧各分为 2 支趾背动脉,分布于第 2～5 趾的相对缘。起始部发穿支入足底加入跖足底动脉。②第 1 跖背动脉,在第 1 跖骨间隙前行,分布于第 1～2 趾的相对缘。③足底深支,穿第 1 跖骨间隙入足底,与足底外侧动脉吻合形成足底弓。

案例解剖分析

案例 14-1:患者,男,50 岁。高血压 15 年,头晕、头痛加重 1 周。

检查结果:①血压 170/100 mmHg;②面容较红,精神尚可,对答如流,步入诊室;③四肢活动自如,病理反射阴性,肺呼吸音清;④患者既往有高血压病史 15 年,长期服用降压药物。

此高血压患者的血压已经超出压力感受器可以调节的能力范畴,因此需要服用药物。

试分析正常人的压力感受器的种类、部位、作用。

【学习评估】

单项选择题

1. 对动脉描述正确的是( )。

A.动脉由心房发出　　　　　　　　　　　B.动脉内流淌动脉血

C. 动脉与毛细血管相连   D. 动脉管壁容易塌陷

E. 动脉管壁比静脉管壁薄

2. 对主动脉描述正确的是(   )。

A. 主动脉依据行程分为升主动脉和降主动脉两部分

B. 主动脉是肺循环动脉的主干

C. 主动脉在骶骨前分为左、右髂总动脉

D. 主动脉起自右心室

E. 主动脉是体循环动脉的主干

3. 给头颈部供血的主要动脉是(   )。

A. 颈总动脉   B. 锁骨下动脉   C. 胸主动脉

D. 腹主动脉   E. 髂内动脉

4. 给上肢供血的主要动脉是(   )。

A. 颈总动脉   B. 锁骨下动脉   C. 胸主动脉

D. 腹主动脉   E. 髂内动脉

5. 给下肢供血的主要动脉是(   )。

A. 颈总动脉   B. 锁骨下动脉   C. 胸主动脉

D. 腹主动脉   E. 髂外动脉

6. 给盆部供血的主要动脉是(   )。

A. 颈总动脉   B. 锁骨下动脉   C. 胸主动脉

D. 腹主动脉   E. 髂内动脉

7. 下列不是直接给胃供血的动脉的是(   )。

A. 胃左动脉   B. 胃右动脉

C. 胃网膜左动脉   D. 胃网膜右动脉

E. 肝总动脉

8. 下列属于腹主动脉壁支的是(   )。

A. 腹腔干   B. 肠系膜上动脉

C. 肠系膜下动脉   D. 肾动脉

E. 膈下动脉

9. 胆囊动脉由下列哪支动脉发出?(   )

A. 胃左动脉   B. 胃右动脉

NOTE

C.胃网膜左动脉　　　　　　　　　　D.肝固有动脉

E.肝总动脉

10. 阑尾动脉由下列哪支动脉发出？（　　　）

A.空肠动脉　　　　　　B.回肠动脉　　　　　　C.回结肠动脉

D.右结肠动脉　　　　　E.左结肠动脉

（王建忠）

【参考文献】

[1]柏树令,应大君.系统解剖学[M].8 版.北京:人民卫生出版社,2013.

[2]刘执玉.系统解剖学[M].北京:科学出版社,2007.

[3]徐国成,韩秋生,霍琨.人体解剖学彩色图谱[M].沈阳:辽宁科学技术出版社,2010.

实验十五　静　　脉

【思维导图】

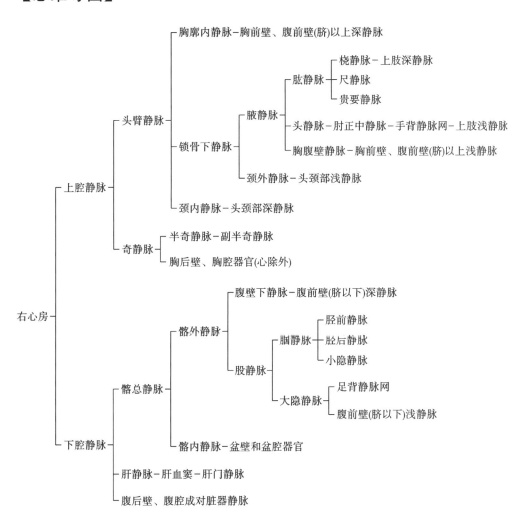

【实验目的】

（1）掌握体循环和肺循环静脉的组成，上、下腔静脉的组成、起止和走行，头静脉、贵要静脉及大、小隐静脉的起止、走行及临床意义，肝门静脉的组成及属支，肝门静脉系统的特点及与上、下腔静脉系之间的吻合交通途径及临床意义。

（2）熟悉头臂静脉、髂总静脉、髂内静脉、髂外静脉的起止及走行，奇静脉、半奇静脉和副半奇静脉的起止、走行及与上、下腔静脉系之间的吻合交通途径及临床意义；静脉角的概念。

（3）了解静脉的概念及结构配布特点，几种结构特殊的静脉。

【实验内容】

一、观察上腔静脉系

取显示头颈、胸部及上肢各静脉的标本，结合教材及图谱观察可见，上腔静脉系由上腔静脉及其属支组成，收纳来自头、颈、上肢及胸部（心及肺除外）等的静脉血。

（一）观察头颈部的静脉

取显示头颈各静脉的标本，结合教材及图谱观察可见，浅静脉主要有面静脉、颞浅静脉、颈前静脉、颈外静脉，深静脉主要有颈内静脉、锁骨下静脉及颅内静脉等。

1. 面静脉　于内眦处起自内眦静脉，在面动脉后方下行，至舌骨大角高度注入颈内静脉。面静脉通过眼上静脉和眼下静脉与颅内海绵窦相交通，并可通过面深静脉、翼静脉丛与海绵窦相交通。

2. 下颌后静脉　由颞浅静脉和上颌静脉在腮腺内汇合而成，下行至腮腺下端分为前、后两支。前支向前汇入面静脉，后支与耳后静脉及枕静脉汇合成颈外静脉。

3. 颈外静脉　由下颌后静脉的后支、耳后静脉和枕静脉汇合而成，沿胸锁乳突肌表面下行，在锁骨中点上方穿深筋膜注入锁骨下静脉。主要收集头皮和面部的静脉血。

4. 颈内静脉　在颅底颈静脉孔处续于颅内的乙状窦，与颈内动脉和颈总动脉伴行，于胸锁关节的后方与锁骨下静脉汇合成头臂静脉。颈内静脉有颅内属支及颅外属支，颅外属支主要是面静脉和下颌后静脉。

5. 锁骨下静脉　在第1肋外缘续于腋静脉，在胸锁关节后方与颈内静脉汇合成头臂静脉。锁骨下静脉的主要属支是腋静脉和颈外静脉。通过观察可见锁骨下静脉位置恒定，管腔较大。

（二）观察上肢的静脉

取上肢静脉标本，结合教材及图谱观察可见，上肢静脉分浅静脉和深静脉。

1. 上肢浅静脉　浅静脉包括头静脉、贵要静脉肘正中静脉及其属支。

（1）头静脉：起于手背静脉网桡侧，沿前臂桡侧上行至肘部的前方，经肱二头肌外侧沟上行，再经三角胸大肌间沟，穿深筋膜注入腋静脉或锁骨下静脉。

（2）贵要静脉：起于手背静脉网尺侧，沿前臂尺侧上行，到肘部转至前面，在此处接受肘正中静脉后，沿肱二头肌内侧沟上行至臂中部穿深筋膜注入肱静脉，或继续上行注入腋静脉。

（3）肘正中静脉：位于肘窝的皮下，位置表浅，通常于肘窝处连接贵要静脉和头静脉，常接受前臂正中静脉。

2. 上肢深静脉　上肢的深静脉与动脉同名，两条肱静脉汇合成一条腋静脉，腋静脉于第 1 肋外侧缘移行为锁骨下静脉。

（三）观察胸部静脉

取胸部静脉标本，结合图谱及教材观察可见，胸部静脉主要有头臂静脉、上腔静脉和奇静脉及其属支。

1. 上腔静脉　上腔静脉是一条粗而短的静脉干，由左、右头臂静脉汇合而成，汇合处位于右侧第 1 胸肋结合处的后方。上腔静脉沿升主动脉的右侧下行至右侧第 3 胸肋关节的下缘注入右心房。上腔静脉在注入右心房之前有奇静脉注入。

2. 头臂静脉　左右各一，由同侧锁骨下静脉和颈内静脉在胸锁关节后面汇合而成，汇合处的夹角称静脉角，是淋巴导管的注入部位。右头臂静脉较左头臂静脉短。头臂静脉在行程中还接受椎静脉、胸廓内静脉、肋间最上静脉和甲状腺下静脉等的注入。

3. 奇静脉　起自右腰升静脉，沿胸椎体的右侧、食管的后方和胸主动脉的右侧上行，约在第 4 胸椎体高度向前绕右肺根的上方注入上腔静脉。

4. 半奇静脉　起自左腰升静脉，沿胸椎体左侧上行，至第 8 或第 9 胸椎水平向右侧越过脊柱，注入奇静脉。

5. 副半奇静脉　沿胸椎体左侧下行，注入半奇静脉或向右横过脊柱注入奇静脉。

6. 椎静脉丛　位于椎管内、外，根据所在部位，分为椎外静脉丛和椎内静脉丛。椎外静脉丛分布于脊柱外面，椎内静脉丛位于椎管内，密布于椎管的骨膜与硬脊膜之间。椎外静脉丛和椎内静脉丛之间有丰富的吻合。椎内静脉丛与椎静脉、肋间后静脉和腰静脉相交通，向上与颅内硬脑膜静脉窦相通，向下与盆底静脉丛相交通。因此,椎静脉丛是沟通上、下腔静脉及颅内外静脉的途径之一。

二、观察下腔静脉系

取显示腹、盆部及下肢各静脉的标本,结合教材及图谱观察可见,下腔静脉系由下腔静脉及其属支组成,收纳来自腹部、盆部、下肢的静脉血。

(一)下肢静脉

取下肢静脉标本,结合教材及图谱观察可见,下肢的静脉有浅静脉和深静脉,静脉瓣较多,浅、深静脉吻合丰富。

1. 下肢深静脉 与动脉同名伴行。胫前、后静脉(各两条)在腘窝处合成一条腘静脉,腘静脉穿收肌腱裂孔续为股静脉。股静脉经腹股沟韧带的稍下方续为髂外静脉。

2. 下肢浅静脉 包括大隐静脉和小隐静脉及其属支。

(1)大隐静脉:起自足背静脉弓的内侧缘,经内踝前方、小腿内侧、膝关节内后方、大腿内侧面上行,在耻骨结节外下方3~4 cm处穿过深筋膜注入股静脉。大隐静脉在卵圆窝附近还收纳腹壁浅静脉、旋髂浅静脉、阴部外浅静脉和股内、外侧浅静脉等。

(2)小隐静脉:起自足背静脉弓外侧缘,经外踝后方,沿小腿的后面上行,至腘窝处穿深筋膜注入腘静脉。

(二)盆部的静脉

取盆部静脉标本,结合图谱及教材观察可见,盆部的静脉主干是髂内静脉,与同侧的髂外静脉在骶髂关节前方汇合成髂总静脉。

1. 髂内静脉 短而粗,与髂外静脉在骶髂关节前方汇合成髂总静脉。髂内静脉无瓣膜,其属支也分壁支和脏支。壁支与同名动脉伴行,如臀上静脉、臀下静脉、闭孔静脉等。脏支包括直肠下静脉、肛静脉、阴部内静脉、子宫静脉和膀胱静脉等,它们起于盆腔脏器周围的静脉丛。这些静脉丛有直肠丛、阴部丛、膀胱丛和子宫阴道丛等。

2. 髂外静脉 髂外静脉是股静脉的直接延续,与同名动脉伴行。

(三)腹部的静脉

取盆部静脉标本,结合图谱及教材观察可见,腹部的静脉分为脏支和壁支,直接或间接注入下腔静脉。

1. 壁支 包括 1 对膈下静脉和 4 对腰静脉。各腰静脉间相连的纵支称腰升静脉,左、右腰升静脉向上分别续于半奇静脉和奇静脉,向下注入同侧的髂总静脉。

2. 脏支 包括睾丸静脉(卵巢静脉)、肾静脉、肾上腺静脉和肝静脉等。

(1)肾静脉:走行于肾动脉的前面,注入下腔静脉。左肾静脉较长,还接受左睾丸静脉(或左卵巢静脉)和左肾上腺静脉的静脉血。

(2)睾丸静脉或卵巢静脉:细长,起自蔓状静脉丛。左侧以直角注入左肾静脉,右侧者以锐角注入下腔静脉。

(3)肾上腺静脉:左侧者注入左肾静脉,右侧者注入下腔静脉。

(4)肝静脉:肝右静脉、肝中静脉和肝左静脉,在肝的腔静脉沟处注入下腔静脉。

(四)肝门静脉系统

取肝门静脉系统标本,结合图谱及教材观察可见,其由肝门静脉及其属支组成。肝门静脉由肠系膜上静脉和脾静脉在胰头后方会合而成,走行于肝十二指肠韧带内,在肝动脉和胆总管的后面上行,至肝门处分为左、右支入肝内。

1. 门静脉的属支 包括脾静脉、肠系膜上静脉、肠系膜下静脉、胃左静脉、胃右静脉、胆囊静脉和附脐静脉等。

2. 肝门静脉系统与上、下腔静脉系的交通途径

(1)交通部位:主要是通过食管静脉丛、脐周静脉网及直肠静脉丛。

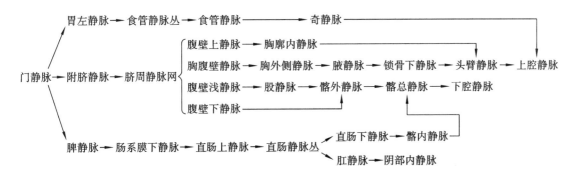

(2)门静脉受阻时其血液的回心途径:门静脉侧支循环。

NOTE

案例解剖
分析答案

案例解剖分析

案例 15-1：患者，男，48 岁。右下肢浅表血管迂曲成团，近期右小腿局部溃疡。

检查结果：①右下肢浅表血管迂曲成团，右下肢局部溃疡；②深静脉通畅实验正常；③其余各肢体检查正常。

试分析病变部位，并判断发生在哪一侧。

案例 15-2：患者，女，38 岁，间断性乏力、纳差 8 年余，呕血 3 次，贫血貌。

检查结果：①肝硬化脾大无腹水；②胆囊继发性改变；③食管胃底静脉曲张；④病理检查示肝门静脉纤维化。

试分析病变部位。

【学习评估】

学习评估答案

单项选择题

1. 关于静脉的描述，正确的是（　　　）。

A. 静脉是导血离心的血管　　　　　　　　B. 静脉的数目比动脉多

C. 所有的静脉都有静脉瓣　　　　　　　　D. 静脉间的吻合不丰富

E. 体循环的静脉只有浅静脉

2. 副半奇静脉直接接受的是（　　　）。

A. 食管静脉　　　　　　　　　　　　　　B. 支气管静脉

C. 左侧上部肋间后静脉　　　　　　　　　D. 右侧肋间后静脉

E. 胸廓内静脉

3. 直接注入下腔静脉的静脉是（　　　）。

A. 左肾上腺静脉　　　　　B. 肾静脉　　　　　　　　C. 左睾丸静脉

D. 左卵巢静脉　　　　　　E. 髂内静脉

4. 关于面静脉说法错误的是（　　　）。

A. 起自内眦静脉　　　　　　　　　　　　B. 注入颈内静脉

C. 与眼静脉交通　　　　　　　　　　　　D. 静脉瓣丰富

E. 借面深静脉与翼静脉丛交通

5. 不属于肝门静脉属支的静脉是（　　　）。

A. 肠系膜上静脉　　　　　B. 肠系膜下静脉　　　　　C. 脾静脉

D. 胆囊静脉　　　　　E. 肝静脉

6. 关于上腔静脉的说法正确的是（　　　　）。

A. 上、下腔静脉系之间无交通　　　　　B. 注入左心房

C. 由左、右头臂静脉汇合而成　　　　　D. 腔内有很多瓣膜

E. 由左、右锁骨下静脉汇合而成

7. 有关大隐静脉的描述，正确的是（　　　　）。

A. 起自足背静脉弓的外侧缘　　　　　B. 经内踝后内侧上行

C. 注入股深静脉　　　　　D. 与深静脉无交通

E. 穿卵圆窝注入股静脉

8. 关于肝门静脉的说法，正确的是（　　　　）。

A. 静脉瓣丰富

B. 直接注入下腔静脉

C. 与上、下腔静脉间无交通途径

D. 起始端和末端与毛细血管相连

E. 收集腹腔所有不成对脏器的静脉血

9. 关于下腔静脉的说法，正确的是（　　　　）。

A. 由左、右髂总静脉汇合而成　　　　　B. 注入左心房

C. 直接接受肝门静脉　　　　　D. 位于腹主动脉的左侧

E. 属支只有左、右髂总静脉

10. 左睾丸静脉直接注入（　　　　）。

A. 下腔静脉　　　　　B. 髂内静脉　　　　　C. 髂外静脉

D. 左肾静脉　　　　　E. 肠系膜下静脉

（王海燕）

【参考文献】

[1]柏树令,应大君. 系统解剖学[M]. 8 版. 北京：人民出版社,2013.

[2]高秀来. 系统解剖学[M]. 3 版. 北京：北京大学医学出版社,2013.

[3]汪剑威,高尚. 人体解剖学实验指导[M]. 北京：北京大学医学出版社,2016.

〔4〕刘星,汪剑威.系统解剖学实验教程〔M〕.北京:北京大学医学出版社,2010.

〔5〕徐国成,韩秋生,霍琨.人体解剖学彩色图谱〔M〕.沈阳:辽宁科学技术出版社,2010.

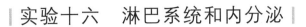

实验十六　淋巴系统和内分泌

【思维导图】

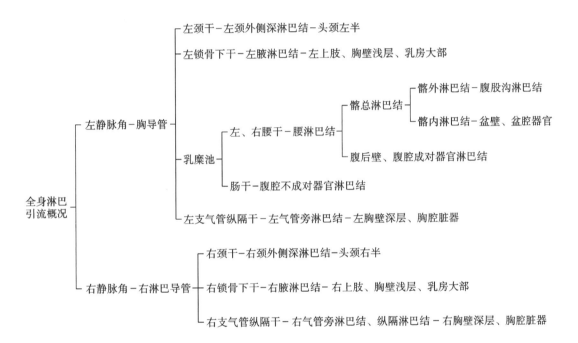

全身淋巴引流概况

左静脉角–胸导管
- 左颈干–左颈外侧深淋巴结–头颈左半
- 左锁骨下干–左腋淋巴结–左上肢、胸壁浅层、乳房大部
- 乳糜池
  - 左、右腰干–腰淋巴结
    - 髂总淋巴结
      - 髂外淋巴结–腹股沟淋巴结
      - 髂内淋巴结–盆壁、盆腔器官
    - 腹后壁、腹腔成对器官淋巴结
  - 肠干–腹腔不成对器官淋巴结
- 左支气管纵隔干–左气管旁淋巴结–左胸壁深层、胸腔脏器

右静脉角–右淋巴导管
- 右颈干–右颈外侧深淋巴结–头颈右半
- 右锁骨下干–右腋淋巴结–右上肢、胸壁浅层、乳房大部
- 右支气管纵隔干–右气管旁淋巴结、纵隔淋巴结–右胸壁深层、胸腔脏器

NOTE

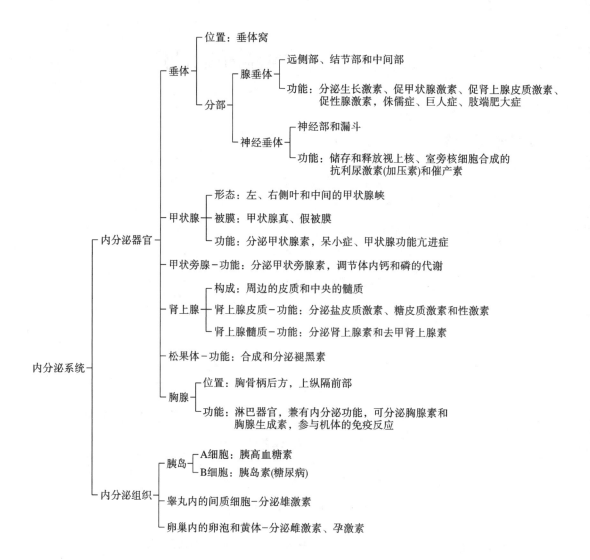

【实验目的】

（1）掌握淋巴系统的组成；淋巴干的名称、来源及收纳范围；胸导管、右淋巴导管的组成及收纳范围；脾的位置及形态；内分泌系统的定义及功能；甲状腺的位置及形态；肾上腺的位置及形态；垂体的位置及形态；松果体的位置。

（2）熟悉颈外侧淋巴结；锁骨上淋巴结位置；甲状旁腺的位置及形态。

（3）了解毛细淋巴管的结构特点；胸部的淋巴结、腹腔淋巴结等的位置及引流范围。

【实验内容】

一、淋巴导管及淋巴干

淋巴系统由淋巴管道、淋巴器官和淋巴组织组成。淋巴管道包括毛细淋巴管、淋巴管、淋巴干和淋巴导管四种。毛细淋巴管互相吻合成毛细淋巴管网,毛细淋巴管网汇合成淋巴管,淋巴管汇合成淋巴干,淋巴干汇合成淋巴导管,于静脉角处注入静脉。

取可显示淋巴导管的标本,结合图谱及教材观察可见:

1. 胸导管 全身最大的淋巴导管,于第 12 胸椎下缘起于乳糜池。乳糜池于第 1 腰椎体前面由左、右腰干和肠干汇合而成,呈囊状膨大。胸导管向上经膈的主动脉裂孔入胸腔,在胸主动脉与奇静脉之间上行,至第 5 胸椎高度斜越过脊柱和食管后向左行,沿食管左侧上行出胸廓上口至颈根部,经左颈总动脉和左颈内静脉的后方注入左静脉角。胸导管受纳左颈干、左锁骨下干和左支气管纵隔干的淋巴,通过上述六条淋巴干收纳下肢、盆部、腹部、左胸部、左上肢和左头颈部的淋巴。

2. 右淋巴导管 一短干,长约 1.5 cm,由右颈干、右锁骨下干和右支气管纵隔干汇合而成,注入右静脉角。它收纳右头颈部、右上肢、右胸部的淋巴。

二、全身各部的淋巴管和淋巴结

取显示头颈、四肢及胸腹各淋巴结群的标本,结合图谱及教材观察可见:

(一) 头部的淋巴管和淋巴结

头部的淋巴管和淋巴结主要分布于头、颈交界处,收集面部的深、浅淋巴,直接或间接注入颈外侧浅、深淋巴结。主要有:

1. 枕淋巴结 位于枕部皮下附近,引流枕部、项部的淋巴管。

2. 乳突淋巴结 位于耳后、胸锁乳突肌止点表面,收纳耳廓后面及颅顶侧区、颞区的淋巴管。

3. 腮腺淋巴结 分浅、深两组,分别位于腮腺表面和实质内,收纳颅顶、额区、颞部、耳廓、外耳道、颊部、腮腺等处的淋巴。

4. 颏下淋巴结 位于颏下部,收纳颏部、舌尖、下唇中部等处的淋巴管。

5. 下颌下淋巴结 位于下颌下腺附近,收纳面部和口腔器官的淋巴管。

(二) 颈部的淋巴管和淋巴结

1. 颈前淋巴结 位于舌骨下方,喉、甲状腺和气管颈部的前方,收纳这些器官的淋巴管,其输出管入颈外侧淋巴结。

2. 颈外侧淋巴结 分为浅、深两群。

(1)颈外侧浅淋巴结:位于胸锁乳突肌的表面沿颈外静脉排列,接受枕淋巴结、乳突淋巴结和腮腺淋巴结的输出管,其输出管入颈外侧深淋巴结。

(2)颈外侧深淋巴结:主要沿颈内静脉排列,下端部分淋巴结沿锁骨下动脉排列,这部分淋巴结称锁骨上淋巴结。颈外侧深淋巴结间接或直接接受头颈淋巴结的输出管,其输出管合成颈干。

(三)上肢的淋巴管和淋巴结

上肢的浅、深淋巴管均直接或间接地注入腋淋巴结。

1. 肘淋巴结 又名滑车上淋巴结,位于肱骨内上髁的上方和肘窝深血管周围,分深、浅淋巴结,两组收集手尺侧半和前臂尺侧半的部分淋巴管,其输出管入腋淋巴结。

2. 锁骨下淋巴结 位于锁骨下方,胸大肌与三角肌间沟内,收纳沿头静脉上行的上肢浅淋巴管,输出管注入腋淋巴结。

3. 腋淋巴结 位于腋窝内,沿腋动、静脉排列,收纳上肢、乳房、胸前外侧壁和腹壁上部等处的淋巴管,可分为下列五群。

(1)外侧淋巴结:沿腋静脉远侧段排列,收集上肢的浅、深淋巴管(与头静脉伴行的浅淋巴管除外)。

(2)胸肌淋巴结:沿胸外侧血管排列,收集腹前外侧壁、胸外侧壁以及乳房中央部和外侧部的淋巴管。

(3)肩胛下淋巴结:沿肩胛下血管排列,接受项、背的浅、深淋巴管。

(4)中央淋巴结:位于腋窝中央的脂肪组织中,收纳以上三群淋巴结的输出管。

(5)尖淋巴结:沿腋静脉近侧段排列,收纳上述四群淋巴结的输出管和锁骨下淋巴结的输出管。其输出管组成锁骨下干,少数注入锁骨上淋巴结。

(四)胸部的淋巴管和淋巴结

1. 胸壁的淋巴管和淋巴结 位于胸壁内和胸腔脏器的周围,主要有:

(1)胸骨旁淋巴结:位于胸骨两旁,沿胸廓内血管排列。引流胸骨外侧缘附近胸前壁、乳房内侧部、腹前壁上部的淋巴,并收纳膈上淋巴结的输出管。

(2)肋间淋巴结:位于肋头附近,沿肋间后血管排列,收纳胸后壁的淋巴管。

（3）膈上淋巴结：位于膈的胸腔面，分前、外侧、后三个群，引流膈、壁胸膜、肝膈面及心包的淋巴管。

2. 胸腔脏器的淋巴管和淋巴结

（1）纵隔前淋巴结：位于胸腔大血管和心包的前方，引流胸腺、心、心包、纵隔胸膜等处的淋巴管，其输出管参与组成支气管纵隔干。

（2）纵隔后淋巴结：位于食管胸段和胸主动脉前方，引流食管和胸主动脉的淋巴。其输出管直接入胸导管。

（3）气管、支气管和肺的淋巴结：数目较多，包括肺淋巴结、支气管肺淋巴结、气管支气管淋巴结、气管旁淋巴结。①肺淋巴结沿支气管和肺动脉分支排列，接受肺的淋巴管。②支气管肺淋巴结又称肺门淋巴结，位于肺门处，收纳肺淋巴结的输出管。③气管支气管淋巴结分上、下两群，分别位于气管杈的上方和下方，接受支气管肺淋巴结的输出管。④气管旁淋巴结沿气管排列，收纳气管支气管淋巴结的输出管，其输出管参与组成支气管纵隔干。

（五）腹部的淋巴管和淋巴结

腹部的淋巴管和淋巴结主要有腰淋巴结、腹腔淋巴结、肠系膜上淋巴结和肠系膜下淋巴结等。

1. 腰淋巴结 位于腹后壁，收纳腹腔成对脏器的淋巴管以及髂总淋巴结的输出管。左、右腰淋巴结的输出管分别形成左、右腰干，入乳糜池。

2. 腹腔淋巴结 位于腹腔干起始部附近，收纳沿腹腔干分支排列的淋巴结的输出管，包括贲门淋巴结，胃左、右淋巴结，胃网膜左、右淋巴结，幽门上、下淋巴结等，其输出管参与组成肠干。

3. 肠系膜上淋巴结 位于肠系膜上动脉根部。收纳沿肠系膜上动脉分支排列的淋巴结的输出管，包括肠系膜淋巴结、回结肠淋巴结、右结肠淋巴结、中结肠淋巴结，其输出管参与组成肠干。

4. 肠系膜下淋巴结 位于肠系膜下动脉根部，收纳沿肠系膜下动脉分支分布区淋巴结的输出管，包括左结肠淋巴结、乙状结肠淋巴结、直肠上淋巴结，其输出管参与组成肠干。

（六）盆部的淋巴管和淋巴结

盆部的淋巴管和淋巴结主要有髂内淋巴结、髂外淋巴结、骶淋巴结和髂总淋

NOTE

巴结等。

1. 髂内淋巴结 沿髂内动脉及其分支排列，收纳盆腔脏器、会阴、大腿后部及臀部的淋巴，其输出管入髂总淋巴结。

2. 髂外淋巴结 沿髂外动脉排列，收纳腹股沟浅、深淋巴结的输出管，以及膀胱、前列腺、子宫颈、阴道上段的淋巴结，其输出管入髂总淋巴结。

3. 骶淋巴结 位于骶骨前面，收纳骨盆后壁、直肠、前列腺或子宫等处的部分输出管，其输出管入髂内淋巴结或髂总淋巴结。

4. 髂总淋巴结 沿髂总动脉排列，收纳髂外淋巴结、髂内淋巴结和骶淋巴结的输出管，其输出管注入腰淋巴结。

（七）下肢的淋巴管和淋巴结

下肢的淋巴管和淋巴结主要有腘淋巴结、腹股沟浅淋巴结和腹股沟深淋巴结。

1. 腘淋巴结 位于腘血管周围，收纳足外侧缘和小腿后外侧部的浅淋巴管，以及足和小腿的深淋巴管，输出管注入腹股沟深淋巴结。

2. 腹股沟浅淋巴结 位于腹股沟韧带下方，分上、下两群。上群与腹股沟韧带平行，收纳腹前壁下部、臀部、会阴、外生殖器等的浅淋巴管。下群沿大隐静脉上端纵行排列，收纳除足外侧缘和小腿外侧部以外的整个下肢的浅淋巴管。腹股沟浅淋巴结的输出管入腹股沟深淋巴结。

3. 腹股沟深淋巴结 位于股静脉根部的周围，收纳腹股沟浅淋巴结和腘淋巴结的输出管，其输出管入髂外淋巴结。

三、脾

脾是人体内最大的淋巴器官，位于左季肋区，胃底与膈之间，恰与左侧第9～11肋相对，其长轴与左侧第10肋一致。正常时在左肋弓下触不到脾。取脾的标本，结合教材及图谱观察可见，脾是实质性器官，质软而脆，略呈椭圆形，分为膈、脏两面，前、后两端和上、下两缘。膈面光滑隆凸，与膈相贴。脏面凹陷，近中央处有脾门，为血管、神经出入之处。上缘较锐，有2～3个切迹，称为脾切迹，下缘钝厚。

NOTE

四、内分泌系统

（一）甲状腺

甲状腺是人体内最大的内分泌腺。取甲状腺的标本,结合教材及图谱观察可见,甲状腺位于颈前部,似"H"形,由左、右两个侧叶和中间的峡部构成。有时自峡部向上伸出一个锥状叶,可达舌骨水平。侧叶贴附在喉下部和气管上部的外侧面,上达甲状软骨中部,下至第 6 气管软骨环。峡部多位于第 2~4 气管软骨环的前方,甲状腺借结缔组织附着于喉软骨上。

（二）甲状旁腺

取甲状旁腺的标本,结合教材及图谱观察可见,甲状旁腺是黄豆大小的扁圆形小体,有上、下两对,贴附于甲状腺侧叶的后缘。上甲状旁腺位于甲状腺侧叶后缘的上、中 1/3 交界处,下甲状旁腺多位于甲状腺侧叶后缘近下端的甲状腺下动脉附近。

（三）肾上腺

取肾上腺的标本,结合教材及图谱观察可见,肾上腺左、右各一,位于肾上端的内上方,与肾共同包被于肾筋膜内。左肾上腺近似半月形,右肾上腺呈三角形。

（四）垂体

取垂体的标本,结合教材及图谱观察可见,垂体是一椭圆形小体,位于颅底蝶鞍的垂体窝内。

（五）松果体

取松果体的标本,结合教材及图谱观察可见,松果体为一灰红色的椭圆形小体,位于背侧丘脑的后上方,因形似松果而得名。松果体在儿童时期较发达,一般 7 岁左右开始退化,成年后不断有钙盐沉积,甚至钙化形成脑砂,临床上可作为 X 线诊断颅内占位病变的定位标志。

案例解剖分析

案例 16-1:患者,男,58 岁。8 个月前无明显诱因出现头晕,无恶心、呕吐,无

案例解剖
分析答案

NOTE

发冷发热,无肢体抽搐,视力减退,性功能障碍。

检查结果:①一般情况较差,右眼视力差;②手指、足趾粗大;③头颅 CT 示鞍区占位;④头颅 MRI 示鞍区团块状异常信号,T1 等信号,T2 稍高信号,增强扫描不均匀强化;⑤化验示生长激素高。

试分析病变部位及损伤结构。

案例 16-2:患者,女,40 岁,双侧颈前区肿大伴多食、消瘦、怕热多汗,无多尿,性情暴躁易怒,心悸 2 年。

检查结果:①双侧甲状腺对称性肿大,表面光滑,无压痛,可随吞咽上下活动;②彩色 B 超提示甲状腺肿大伴血供丰富;③双眼突出,瞬目减少,双眼辐辏不良;④心率 110～128 次/分,心律不齐;⑤T3 250 nmol/L,T4 10 nmol/L,TSH 0.01 mU/L。

试分析病变部位。

【学习评估】

单项选择题

学习评估答案

1. 关于胸导管的描述,错误的是(　　)。

A. 注入左静脉角　　　　　　　　　　B. 通过膈的主动脉裂孔

C. 起自乳糜池　　　　　　　　　　　D. 是全身最大的淋巴管

E. 收集 3 条淋巴干

2. 关于淋巴系统的叙述,错误的是(　　)。

A. 由淋巴组织、淋巴器官、淋巴管道组成

B. 是心血管系统的辅助系统

C. 毛细淋巴管的通透性不大

D. 淋巴干一共有 9 条

E. 有 2 条淋巴导管

3. 颈前深淋巴结不包括(　　)。

A. 喉前淋巴结　　　　　　　　　　　B. 下颌下淋巴结

C. 甲状腺淋巴结　　　　　　　　　　D. 气管前淋巴结

E. 气管旁淋巴结

4. 腋淋巴结不包括(　　)。

A.胸肌淋巴结 　　　　　　　　　　　　B.外侧淋巴结

C.肩胛下淋巴结 　　　　　　　　　　　D.膈上淋巴结

E.中央淋巴结

5. 不属于气管、支气管和肺的淋巴结的是（　　　）。

A.肺淋巴结 　　　　　　　　　　　　　B.支气管肺淋巴结

C.气管支气管淋巴结 　　　　　　　　　D.气管旁淋巴结

E.纵隔前淋巴结

6. 关于脾的位置的描述，正确的是（　　　）。

A.位于右季肋区 　　　　　　　　　　　B.长轴与左侧第9肋一致

C.位于胃底和膈之间 　　　　　　　　　D.一般在左侧肋弓下可触及

E.位置不随呼吸和体位变化

7. 下列不属于内分泌器官的是（　　　）。

A.垂体　　　　　B.甲状腺　　　　C.甲状旁腺　　　D.肾上腺　　　E.脾

8. 关于垂体的说法，错误的是（　　　）。

A.位于垂体窝内

B.分为神经垂体和腺垂体两部分

C.是灰红色的椭圆形小体

D.属于淋巴器官

E.可分泌生长激素

9. 关于甲状腺的说法，错误的是（　　　）。

A.甲状腺不会随喉的活动而上、下移动

B.由侧叶和峡组成

C.是红褐色的腺体

D.甲状腺峡位于第2～4气管软骨环的前方

E.分泌甲状腺素

10. 关于肾上腺的说法，错误的是（　　　）。

A.肾上腺位于肾的上方

B.左侧肾上腺呈半月形，右侧肾上腺呈三角形

C.肾上腺实质由皮质和髓质构成

D.肾上腺皮质可分泌肾上腺素

NOTE

E.肾上腺皮质可分泌性激素

（王海燕）

【参考文献】

［1］柏树令,应大君.系统解剖学［M］.8版.北京:人民出版社,2013.

［2］高秀来.系统解剖学［M］.3版.北京:北京大学医学出版社,2013.

［3］汪剑威,高尚.人体解剖学实验指导［M］.北京:北京大学医学出版社,2016.

［4］刘星,汪剑威.系统解剖学实验教程［M］.北京:北京大学医学出版社,2010.

［5］徐国成,韩秋生,霍琨.人体解剖学彩色图谱［M］.沈阳:辽宁科学技术出版社,2010.

实验十七 眼球和眼副器、耳

【思维导图】

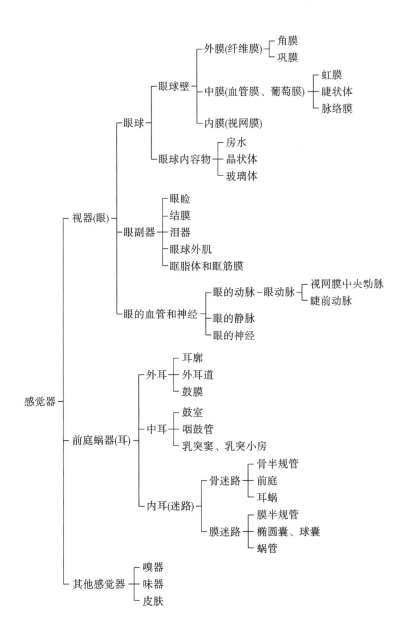

NOTE

【实验目的】

（1）掌握眼球的基本结构、屈光系统的组成及晶状体的调节和房水的循环途径和意义；眼球外肌的位置和作用；前庭蜗器的基本构成、鼓膜的结构特点和作用；中耳鼓室的六个壁和毗邻的结构；内耳在颅骨中的位置以及骨迷路和膜迷路的关系，感受听觉、头部位置觉的具体部位和感受方式；气传导的过程。

（2）熟悉眼球壁的层次结构，眼球内容物的特点，正常眼底能见到的解剖学结构；眼睑、结膜的结构和位置以及作用，泪器的主要组成；外耳道的结构特点，中耳鼓室中的三块听小骨的形态和作用；内耳中骨迷路和膜迷路的分部；骨传导的过程和检测方法；椭圆囊斑和球囊斑的作用。

（3）了解眼角膜的层次，虹膜角膜角对房水回流的影响，结膜囊的临床意义，眼球的动脉和静脉的分布和特点，支配眼球运动和调节视力的神经；耳廓的基本结构，中耳鼓室里两条肌肉的分布和作用，内耳淋巴的产生、功能和循环。

【实验内容】

1. 观察眼的模型和标本

（1）首先观察模型上眼球外肌的分布，找到 7 块眼球外肌，根据其位置复习它的主要功能，同时还要根据上斜肌的位置来判断此模型所处人体的部位和方向，讨论斜视的原因和治疗方法。

（2）观察眼球的外形并注意眼球的眼轴和视神经的成角，打开眼球模型观察其内部结构。首先是角膜的位置、大小和透明度，讨论角膜的作用、特点及其临床意义。接着观察巩膜，包括颜色、面积厚度和与角膜临近处的巩膜静脉窦，分析其形态、位置与其功能的关系。其次观察血管膜，分为虹膜、睫状体和脉络膜三部分，注意虹膜中瞳孔开大肌和瞳孔括约肌的形态，观察睫状体的形态和内部睫状肌的肌束的方向以及睫状小带的位置和特点，讨论人观察物品时，物品移近过程中睫状体相应的变化。观察内部视网膜的分部以及眼底的结构和黄斑、视神经盘的位置，观察中央凹与眼底血管之间的关系；观察房水所存在的空间和它循环的路径，晶状体的形态、方向和位置，玻璃体的位置；用放大镜在眼球标本上找到上述结构。

2. 观察前庭蜗器的模型和标本

（1）观察耳廓的形态，外耳道的内部结构和分部，鼓膜的位置、形态，反光圆

NOTE

锥的位置;观察中耳鼓室中的三块听小骨和鼓室所相邻的六个壁,并找到相应的结构;明确内耳所在的位置、方向及分部。

(2)在内耳模型上找骨迷路和膜迷路,并区分它们的分部,找到它们产生神经冲动的部位,观察其结构特点,区别声波空气传导和骨传导的不同。

案例解剖分析

案例解剖
分析答案

案例 17-1:患者,女,35 岁,主因右眼视物不清 3 年加重 1 年就诊。患者主诉三年前无明显诱因下出现右眼时有胀痛伴视物不清,近一年患者视力明显下降,胀痛不明显,来我院就诊。现在检查视力右眼只能看到眼前手动,左眼 1.0;右眼发红、充血轻度;右角膜稍水肿,角膜后可见大量羊脂样沉着物;虹膜纹理色素较深,晶体混浊;闪光(士),眼底不入;右眼眼内压35.76 mmHg,左眼未见异常,否认其他病史。

试分析该患者最可能患哪种疾病,并分析该病发生原因。

案例 17-2:患儿,男,2 岁。母亲主诉患儿于 1 个月前发热感冒,右耳流出白色液体,于当地医院检查确诊为中耳炎,治愈出院后常常出现呼之不理的情况,患儿说话声音变大,遂到我院检查,经查体右耳听力减弱,右侧鼓膜反射光锥有缺损,骨传导音叉实验正常,左侧听力正常。

试分析该患儿病变最可能发生的部位及原因。

【学习评估】

单项选择题

1. 在视网膜里面,黄斑位于视神经盘的(   )。

A. 鼻侧   B. 上方

C. 外侧稍偏下方   D. 内侧稍偏上方

学习评估答案

E. 内侧稍偏下方

2. 内耳中听觉感受器包括(   )。

A. 球囊斑   B. 壶腹嵴   C. 椭圆囊斑   D. 螺旋器   E. 蜗螺旋管

3. 眼球外肌中下斜肌能使眼球前极转向(   )。

A. 下外方   B. 下内方   C. 上外方   D. 上内方   E. 下方

4. 在视网膜上视力最敏锐的地方是(   )。

NOTE

A. 脉络膜   B. 虹膜   C. 视神经盘

D. 视网膜中央凹   E. 视轴

5. 眼球血管膜(中膜)的结构包括(   )。

A. 巩膜   B. 睫状体   C. 视网膜   D. 角膜   E. 晶状体

6. 属于眼屈光装置的是(   )。

A. 角膜   B. 虹膜   C. 睫状体   D. 脉络膜   E. 视网膜

7. 晶状体混浊会引起(   )。

A. 青光眼   B. 白内障   C. 飞蚊症   D. 睑腺炎   E. 睑板腺囊肿

8. 引起外睑腺炎的原因是(   )。

A. 睑板腺的急性炎症   B. 睫毛腺的急性炎症

C. 结膜急性炎症   D. 睑急性炎症

E. 睑板腺慢性炎症

9. 关于内耳中蜗孔的说法,正确的是(   )。

A. 内淋巴经此孔与外淋巴相通

B. 膜迷路经此孔与骨迷路相通

C. 耳蜗经此孔与蜗管相通

D. 前庭阶经此孔与鼓阶相通

E. 前庭阶经此孔与蜗管相通

10. 面神经管凸位于鼓室的(   )。

A. 上壁   B. 下壁   C. 前壁   D. 内侧壁   E. 外侧壁

(白   石)

【参考文献】

[1]柏树令,应大君. 系统解剖学[M]. 8 版. 北京:人民卫生出版社,2013.

[2]刘执玉. 系统解剖学[M]. 北京:科学出版社,2007.

实验十八　脊髓和脑干

【思维导图】

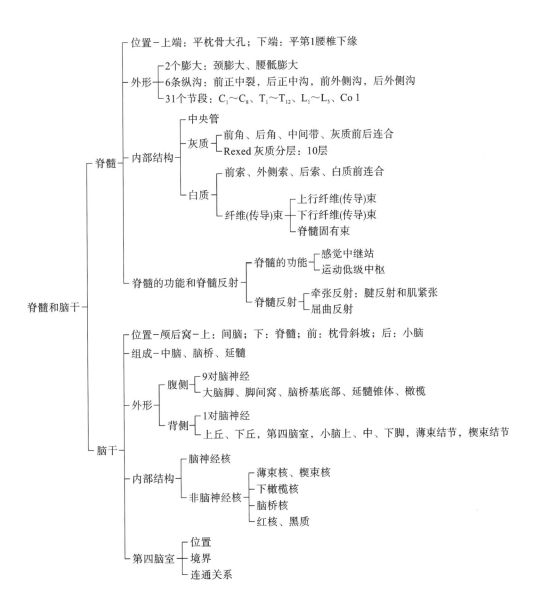

脊髓和脑干
- 脊髓
  - 位置-上端：平枕骨大孔；下端：平第1腰椎下缘
  - 外形
    - 2个膨大：颈膨大、腰骶膨大
    - 6条纵沟：前正中裂，后正中沟，前外侧沟，后外侧沟
    - 31个节段：$C_1 \sim C_8$、$T_1 \sim T_{12}$、$L_1 \sim L_5$、Co 1
  - 内部结构
    - 中央管
    - 灰质
      - 前角、后角、中间带、灰质前后连合
      - Rexed 灰质分层：10层
    - 白质
      - 前索、外侧索、后索、白质前连合
      - 纤维(传导)束
        - 上行纤维(传导)束
        - 下行纤维(传导)束
        - 脊髓固有束
  - 脊髓的功能和脊髓反射
    - 脊髓的功能
      - 感觉中继站
      - 运动低级中枢
    - 脊髓反射
      - 牵张反射：腱反射和肌紧张
      - 屈曲反射
- 脑干
  - 位置-颅后窝-上：间脑；下：脊髓；前：枕骨斜坡；后：小脑
  - 组成-中脑、脑桥、延髓
  - 外形
    - 腹侧
      - 9对脑神经
      - 大脑脚、脚间窝、脑桥基底部、延髓锥体、橄榄
    - 背侧
      - 1对脑神经
      - 上丘、下丘，第四脑室，小脑上、中、下脚，薄束结节，楔束结节
  - 内部结构
    - 脑神经核
    - 非脑神经核
      - 薄束核、楔束核
      - 下橄榄核
      - 脑桥核
      - 红核、黑质
  - 第四脑室
    - 位置
    - 境界
    - 连通关系

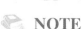

NOTE

【实验目的】

（1）掌握脊髓的位置、外形、内部结构和功能；脑干的位置、外形、分部及内部结构。

（2）熟悉第3～12对脑神经有关的核团在脑干内的位置和名称；脑干内白质的组成和走行部位，内侧丘系交叉、内侧丘系的组成，锥体束的走行和锥体交叉的形成。

（3）了解脊髓损伤和病变的表现；脑干的功能。

【实验内容】

1. 观察脊髓　取离体脊髓标本，外观呈扁圆柱形，全长有两个膨大，即颈膨大和腰骶膨大。在腰膨大以下，脊髓变细为脊髓圆锥，自脊髓圆锥向下延续的细丝为终丝。脊髓表面有六条平行排列的纵沟，即前正中裂，后正中沟，前、后外侧沟（左、右各一）。

结合教材观察脊髓节段，分析脊髓节段与椎骨序数的对应关系。取脊髓颈段切面标本，用放大镜观察脊髓内部结构如脊髓中央管、灰质前角、灰质后角以及灰质周围的白质，包括前索、侧索、后索。

2. 观察脑干　取脑标本，分辨脑干、小脑、间脑和端脑。端脑自外侧和上方掩盖间脑，因此在整脑标本上，间脑不易观察。小脑位于脑干的后方。在脑正中矢状切面标本、脑干标本和模型上观察脑干外形，脑干自上而下分为中脑、脑桥、延髓三部分，并连有第3～12对脑神经，在观察中注意每对脑神经的连脑部位。脑干标本和模型上下述顺序观察。

（1）腹侧面：①延髓：前正中裂、前外侧沟（有舌下神经根丝），锥体和锥体交叉，橄榄，舌咽、迷走、副神经。②脑桥：腹侧面膨隆为基底部，有基底沟、脑桥臂、三叉神经根、桥延沟（有展神经、面神经、前庭蜗神经根丝）。③中脑：大脑脚、脚间窝、动眼神经。

（2）背侧面：①延髓：薄束结节、楔束结节、小脑下脚。延髓上部中央管敞开为菱形窝的下部。②脑桥：脑桥下部背面形成菱形窝上部，结合教材观察菱形窝的结构。③中脑：上丘、下丘、滑车神经。

（3）脑干内部结构：用脑神经核模型和传导通路模型辨认与第3～12对脑神经有关的脑神经核和三叉丘系、内侧丘系、脊髓丘系、外侧丘系及锥体束的位置和走行。

案例解剖分析

案例解剖
分析答案

案例 18-1：患者，男，8 岁。在一次高热后发现下肢不能活动。

两个月后检查结果：①头、颈、两上肢及右腿活动良好；②左下肢肌肉瘫痪，关节不能运动；肌张力低下，肌肉萎缩；③左膝跳反射消失，病理反射阴性；④全身浅、深感觉完全正常。

试分析病变部位在哪一侧，以及损伤结构。

案例 18-2：患者，女，32 岁，自诉夜晚行走困难。

检查结果：①闭目或黑暗中行走如踩棉花，光亮时需看脚步；②双下肢无肌肉萎缩，肌力正常；③双下肢本体感觉和精细触觉消失；④右侧面部触觉迟钝，痛觉存在；⑤其他未见异常。

试分析病变发生部位在哪一侧，以及原因。

【学习评估】

单项选择题

1. 关于脊髓的描述，不正确的是（   ）。

学习评估答案

A. 呈前后稍扁的圆柱形

B. 整个腰髓形成了一个腰骶膨大

C. 脊神经借前、后根与其相连

D. 成人脊髓下端平对第 1 腰椎下缘

E. 上端在平枕骨大孔处与延髓相连

2. 脊髓第 5 颈髓节平对（   ）。

A. 第 5 颈椎   B. 第 4 颈椎   C. 第 3 颈椎

D. 第 6 颈椎   E. 无上述情况

3. 脊髓半横断损伤的表现为（   ）。

A. 同侧精细触觉丧失   B. 对侧本体感觉丧失

C. 同侧痛、温觉丧失   D. 对侧肢体痉挛性瘫痪

E. 以上均无

4. 关于楔束的说法，不正确的是（   ）。

A.贯穿脊髓全长

B.在脊髓后索内上升

C.在延髓内交换神经元

D.上肢的本体感觉由其传导

E.也传导精细触觉

5. 延髓前正中裂两侧的隆起是( )。

A.面神经丘　　　　　　　　B.薄束结节　　　　　　　　C.楔束结节

D.锥体　　　　　　　　E.橄榄

6. 从脑干背面出脑的脑神经是( )。

A.动眼神经　　　　　　　　B.三叉神经　　　　　　　　C.舌下神经

D.滑车神经　　　　　　　　E.展神经

7. 下列关于第四脑室的叙述,正确的是( )。

A.借脉络组织上的三个孔与硬膜外隙相通

B.位于脑桥内

C.顶朝向小脑

D.位于脑干内

E.以上均不是

8. 延髓内有( )。

A.动眼神经核　　　　　　　　B.展神经核　　　　　　　　C.疑核

D.三叉神经运动核　　　　　　E.以上均无

9. 脊髓丘脑束( )。

A.前、侧两束无明确的分界

B.纤维起于灰质的联络神经元

C.侧束传导痛觉和温度觉

D.前束传导粗略触觉和压觉

E.以上均对

10. 在中枢神经系统内,主要由神经纤维构成的结构是( )。

A.神经核　　B.神经节　　C.灰质　　D.白质　　E.神经

(吴仲敏)

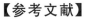

【参考文献】

[1]王震寰,冯克俭.系统解剖学[M].北京:人民卫生出版社,2013.

[2]吴仲敏,李伯友,梁勇,等.局部解剖学与外科手术学整合教学改革研究[J].局解手术学杂志,2015,24(1):106-107.

实验十九　小脑、间脑和端脑

【思维导图】

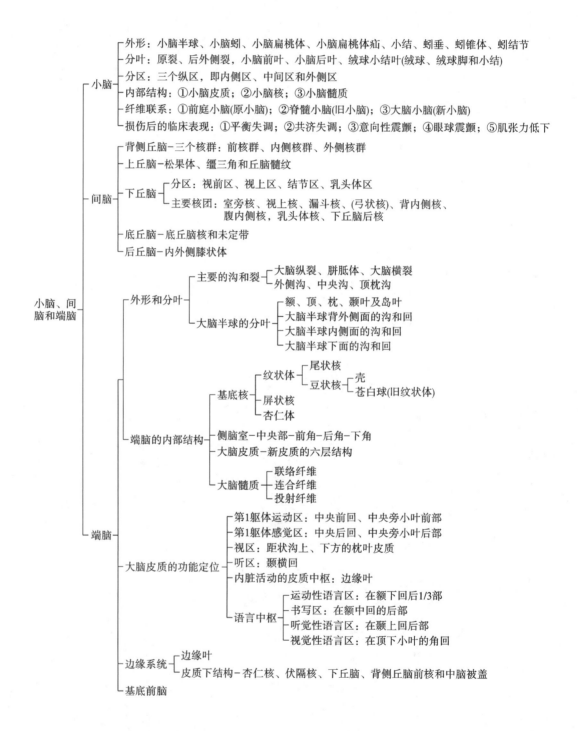

小脑、间脑和端脑

- 小脑
  - 外形：小脑半球、小脑蚓、小脑扁桃体、小脑扁桃体疝、小结、蚓垂、蚓锥体、蚓结节
  - 分叶：原裂、后外侧裂，小脑前叶、小脑后叶、绒球小结叶(绒球、绒球脚和小结)
  - 分区：三个纵区，即内侧区、中间区和外侧区
  - 内部结构：①小脑皮质；②小脑核；③小脑髓质
  - 纤维联系：①前庭小脑(原小脑)；②脊髓小脑(旧小脑)；③大脑小脑(新小脑)
  - 损伤后的临床表现：①平衡失调；②共济失调；③意向性震颤；④眼球震颤；⑤肌张力低下
- 间脑
  - 背侧丘脑-三个核群：前核群、内侧核群、外侧核群
  - 上丘脑-松果体、缰三角和丘脑髓纹
  - 下丘脑
    - 分区：视前区、视上区、结节区、乳头体区
    - 主要核团：室旁核、视上核、漏斗核、(弓状核)、背内侧核、腹内侧核，乳头体核、下丘脑后核
  - 底丘脑-底丘脑核和未定带
  - 后丘脑-内外侧膝状体
- 端脑
  - 外形和分叶
    - 主要的沟和裂：大脑纵裂、胼胝体、大脑横裂、外侧沟、中央沟、顶枕沟
    - 大脑半球的分叶
      - 额、顶、枕、颞叶及岛叶
      - 大脑半球背外侧面的沟和回
      - 大脑半球内侧面的沟和回
      - 大脑半球下面的沟和回
  - 端脑的内部结构
    - 基底核
      - 纹状体
        - 尾状核
        - 豆状核
          - 壳
          - 苍白球(旧纹状体)
      - 屏状核
      - 杏仁体
    - 侧脑室-中央部-前角-后角-下角
    - 大脑皮质-新皮质的六层结构
    - 大脑髓质
      - 联络纤维
      - 连合纤维
      - 投射纤维
  - 大脑皮质的功能定位
    - 第1躯体运动区：中央前回、中央旁小叶前部
    - 第1躯体感觉区：中央后回、中央旁小叶后部
    - 视区：距状沟上、下方的枕叶皮质
    - 听区：颞横回
    - 内脏活动的皮质中枢：边缘叶
    - 语言中枢
      - 运动性语言区：在额下回后1/3部
      - 书写区：在额中回的后部
      - 听觉性语言区：在颞上回后部
      - 视觉性语言区：在顶下小叶的角回
  - 边缘系统
    - 边缘叶
    - 皮质下结构-杏仁核、伏隔核、下丘脑、背侧丘脑前核和中脑被盖
  - 基底前脑

【实验目的】

（1）掌握脑的位置和分部，小脑、间脑的位置、外形和主要结构，大脑半球的分叶、主要沟回，大脑半球的主要功能区，内囊的位置、分部及临床意义。

（2）熟悉间脑的分部、各部结构名称，基底核的概念。

（3）了解小脑、间脑的功能。

【实验内容】

1. 观察小脑　取脑标本观察，小脑位于脑干的后方，小脑两侧膨大为小脑半球，中部缩细为小脑蚓。在小脑上面有原裂（首裂），在小脑下面，小脑蚓部两侧各有一膨大为小脑扁桃体。在外形上，小脑可分为三个叶：原裂以前的部分为前叶，原裂以后到小脑下面的后外侧裂为后叶，在小脑下面有绒球小结叶。取小脑剖面标本，观察小脑内部结构，小脑表面有小脑皮质、深方为小脑白质。小脑白质被皮质包裹称髓体，髓体内埋有灰质核团为小脑核，有齿状核、球状核、栓状核和顶核。利用小脑模型结合教材理解古、旧、新小脑的功能，并观察小脑上脚、小脑中脚和小脑下脚。

2. 观察间脑　取间脑标本，观察间脑的位置及分部。间脑位于脑干和大脑半球之间，两侧和背面被高度发展的大脑半球所掩盖。间脑可分为背侧丘脑、上丘脑、下丘脑、后丘脑和底丘脑。在脑正中矢状切面标本上观察中线两侧的卵圆形灰质团块即是背侧丘脑。下丘脑位于背侧丘脑前下方，包括视交叉、灰结节、漏斗和乳头体。后丘脑位于背侧丘脑后方，包括内侧膝状体、外侧膝状体。上丘脑包括松果体、缰三角和丘脑髓纹。底丘脑位于间脑和中脑被盖的过渡地区。

3. 观察端脑　取全脑标本，观察两侧大脑半球之间的大脑纵裂，大脑半球与小脑之间的大脑横裂。在大脑纵裂底有胼胝体。取大脑半球标本，观察大脑半球的外形：每侧大脑半球分为背外侧面、内侧面和下面。半球的最前端称额极，后端称枕极，自枕极向前 4 cm 处有一切迹，叫枕切迹。在半球表面凹凸不平，有许多深浅不同的沟称大脑沟，沟之间的脑面为大脑回。每侧大脑半球借三条恒定的沟分为五个叶，三条沟为外侧沟、中央沟和顶枕沟。在外侧沟上方以前的部分为额叶，外侧沟以下的部分为颞叶，枕叶位于半球后面，顶叶为外侧沟上方、中央沟后方、枕叶以前的部分。扒开大脑外侧沟，深方的脑回为岛叶。结合图谱观察每个叶的沟回。

NOTE

在背外侧面可见：

（1）额叶：中央前沟、外侧沟、中央沟和顶枕沟、额上沟、额下沟、额上回、额中回和额下回。

（2）顶叶：中央后沟、中央后回、顶内沟、顶上小叶、顶下小叶（缘上回、角回）。

（3）颞叶：颞上、中、下回，颞横回。

接着分别辨认大脑半球内侧面及下面的主要结构。

在内侧面可见：胼胝体、扣带沟、扣带回、中央旁小叶、顶枕沟、距状沟。

在下面可见：嗅球、嗅束、嗅三角、海马旁回、钩。

取大脑水平切面标本和基底核模型，观察大脑半球的内部结构。在大脑半球表面有皮质，深方有大量的髓质，在端脑底部的白质中有基底核。端脑的内腔为侧脑室。先取基底核模型观察豆状核、尾状核和杏仁体的形态及其与丘脑的位置关系。然后在大脑水平切面上观察豆状核、尾状核、丘脑的位置。内囊是位于豆状核、尾状核和丘脑之间的白质层，注意观察其分部及形态。结合图谱辨认内囊各部传导束的位置，从而理解内囊出血所引起的"三偏症"。观察侧脑室的位置、形态、分部。辨认第1躯体运动区、第1躯体感觉区、视区、听区及四个语言中枢的位置。理解其损伤后的表现。

案例解剖
分析答案

案例解剖分析

案例19-1：患者，男，40岁，数个月来疲乏无力，走路不稳，说话不流利。

检查结果：①站立时身体左右摇晃不稳，行走时步态蹒跚；②说话有爆发性语言；③指鼻试验阳性；④四肢肌张力明显降低，腱反射减弱；⑤病理反射阴性。未其他异常。

试分析患者病变的部位，并解释出现上述症状的原因。

案例19-2：患者，女，54岁，自述"半身不遂"。

检查结果：①右上、下肢瘫痪，无肌萎缩，肌张力增强，腱反射亢进；②右侧腹壁反射消失，病理反射阳性；③伸舌时偏向左侧、舌肌无萎缩；④右半身除头面部外，各种感觉均消失；⑤其他无明显异常发现。

试分析患者病变的部位，并解释出现上述症状的原因。

NOTE

【学习评估】

单项选择题

1. 与间脑相连的脑神经有（ 　　）。

A. 嗅神经　　　　　　　　B. 视神经　　　　　　　　C. 三叉神经

D. 面神经　　　　　　　　E. 动眼神经

学习评估答案

2. 联系左右大脑半球的纤维有（ 　　）。

A. 穹隆　　　　　　　　　B. 扣带回　　　　　　　　C. 胼胝体

D. 上纵束　　　　　　　　E. 弓状纤维

3. 书写中枢位于（ 　　）。

A. 中央前回　　　　　　　B. 额上回后部　　　　　　C. 额中回后部

D. 额下回后部　　　　　　E. 海马旁回

4. 下丘脑不包括（ 　　）。

A. 视交叉　　　　　　　　B. 松果体　　　　　　　　C. 垂体

D. 乳头体　　　　　　　　E. 漏斗

5. 大脑皮质的听区位于（ 　　）。

A. 中央前回　　　　　　　B. 中央旁小叶　　　　　　C. 中央后回

D. 枕叶距状沟两侧　　　　E. 颞横回

6. 通过内囊的纤维有（ 　　）。

A. 大脑连合纤维　　　　　B. 大脑联络纤维　　　　　C. 内侧丘系

D. 丘脑投射纤维　　　　　E. 以上均不是

7. 接受内侧丘系纤维的丘脑神经核是（ 　　）。

A. 腹后内侧核　　　　　　B. 腹后外侧核　　　　　　C. 腹外侧核

D. 腹前核　　　　　　　　E. 内侧膝状体

8. 在大脑半球上外侧面看不到的沟回是（ 　　）。

A. 中央沟　　　　　　　　B. 顶枕沟　　　　　　　　C. 中央后回

D. 海马旁回　　　　　　　E. 颞横回

9. 产生脑脊液的结构是（ 　　）。

A. 蛛网膜　　　　　　　　B. 脉络膜　　　　　　　　C. 脉络丛

D. 蛛网膜粒　　　　　　　E. 软脑膜

10. 延髓内的副交感神经核是（ 　　）。

NOTE

A. 动眼神经副核　　　　B. 迷走神经背核　　　　C. 副神经核

D. 上泌涎核　　　　E. 疑核

（吴仲敏）

【参考文献】

[1]王震寰,冯克俭. 系统解剖学[M].北京:人民卫生出版社,2013.

[2]吴仲敏,李伯友,梁勇,等. 局部解剖学与外科手术学整合教学改革研究[J].局解手术学杂志,2015,24(1):106-107.

实验二十 脊 神 经

【思维导图】

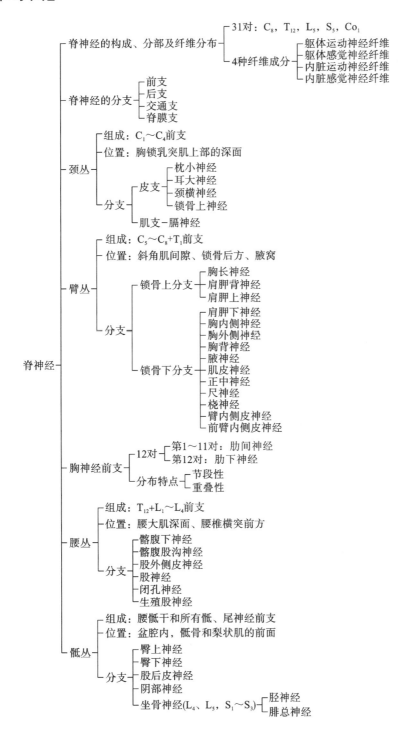

脊神经

- 脊神经的构成、分部及纤维分布
  - 31对：C_8，T_{12}，L_5，S_5，Co_1
  - 4种纤维成分
    - 躯体运动神经纤维
    - 躯体感觉神经纤维
    - 内脏运动神经纤维
    - 内脏感觉神经纤维
- 脊神经的分支
  - 前支
  - 后支
  - 交通支
  - 脊膜支
- 颈丛
  - 组成：C_1～C_4前支
  - 位置：胸锁乳突肌上部的深面
  - 分支
    - 皮支
      - 枕小神经
      - 耳大神经
      - 颈横神经
      - 锁骨上神经
    - 肌支－膈神经
- 臂丛
  - 组成：C_5～C_8+T_1前支
  - 位置：斜角肌间隙、锁骨后方、腋窝
  - 分支
    - 锁骨上分支
      - 胸长神经
      - 肩胛背神经
      - 肩胛上神经
    - 锁骨下分支
      - 肩胛下神经
      - 胸内侧神经
      - 胸外侧神经
      - 胸背神经
      - 腋神经
      - 肌皮神经
      - 正中神经
      - 尺神经
      - 桡神经
      - 臂内侧皮神经
      - 前臂内侧皮神经
- 胸神经前支
  - 12对
    - 第1～11对：肋间神经
    - 第12对：肋下神经
  - 分布特点
    - 节段性
    - 重叠性
- 腰丛
  - 组成：T_{12}+L_1～L_4前支
  - 位置：腰大肌深面、腰椎横突前方
  - 分支
    - 髂腹下神经
    - 髂腹股沟神经
    - 股外侧皮神经
    - 股神经
    - 闭孔神经
    - 生殖股神经
- 骶丛
  - 组成：腰骶干和所有骶、尾神经前支
  - 位置：盆腔内，骶骨和梨状肌的前面
  - 分支
    - 臀上神经
    - 臀下神经
    - 股后皮神经
    - 阴部神经
    - 坐骨神经(L_4、L_5，S_1～S_3)
      - 胫神经
      - 腓总神经

【实验目的】

(1) 掌握颈丛的组成、位置及分布情况;膈神经的组成、行程和分布。

(2) 掌握臂丛的组成、位置及主要分支,了解其分布。

(3) 掌握胸神经前支在胸腹壁的行程和节段性分布。

(4) 掌握腰丛的位置、组成、分支和分布。

(5) 掌握骶丛的位置、组成、分支和分布。

【实验内容】

(1) 计数和观察颈、胸、腰、骶和尾神经的对数,寻认它们穿出椎管的部位及出椎管后发出的前支、后支、交通支。观察除第2~11胸神经的前支外,其他神经前支分别组成的颈丛、臂丛、腰丛、骶丛的位置。

(2) 寻认枕小、耳大、颈横和锁骨上神经,观察其行程和分布。寻认膈神经,追踪其行程,观察其分布。

(3) 观察第1胸神经和第12胸神经前支与臂丛和腰丛的关系;肋间和肋下神经的行程及其与肋间血管的关系。

(4) 寻认臂丛,观察臂丛的根、干、股、束的组成、位置。寻认臂丛外侧束发出的肌皮神经、尺神经、正中神经内侧头和胸内侧神经;内侧束发出的胸外侧神经,臂内侧及前臂内侧皮神经、尺神经和正中神经内侧头;后束发出的肩胛下神经、腋神经和桡神经。寻认胸背神经、胸长神经。

(5) 沿尺神经、正中神经、桡神经、肌皮神经的根部,分别追踪各神经的走行,寻认其主要分支,观察其分布。观察手掌侧面及背侧面皮神经的分布。区分尺神经和正中神经在手掌侧面的分布范围,以及尺神经与桡神经在手背侧面的分布范围。

(6) 观察腰丛的组成,寻认髂腹下神经、髂腹股沟神经、股外侧皮神经、股神经、生殖股神经和闭孔神经。由股神经、闭孔神经根部追踪它们的行程、主要分支,观察其分布。

(7) 寻认腰骶干的组成,观察骶丛的组成和位置。观察臀上神经、臀下神经、股后皮神经、阴部神经、坐骨神经。查认坐骨神经与梨状肌的位置关系;坐骨神经的体表投影;坐骨神经的分支、分布;坐骨神经分成终末支的部位。寻认胫神经、腓总神经,观察其行程。分辨腓浅神经、腓深神经;观察其行程、分支和分布。

NOTE

案例解剖
分析答案

案例解剖分析

案例 20-1：患者，男，29 岁，工人。因右上肢撞伤 2 h 入院。患者 2 h 前骑自行车被汽车撞倒在地，当时觉右上肢疼痛难忍，活动受限，被送往医院。检查发现右肩部、右臂部肿胀明显，皮肤有擦伤，局部压痛明显，活动受限，右臂中部隆起，出现畸形，稍活动可有骨擦音。右腕下垂，各掌指关节不能伸直，拇指不能伸直，右手背桡侧皮肤感觉麻木。

试分析患者出现右腕下垂、掌指关节和拇指不能伸直的原因，以及右手背桡侧皮肤感觉麻木的原因。

案例 20-2：患者，男，26 岁，搬运工人。患者在装运货物时不慎被一货箱砸伤右小腿，当时疼痛剧烈，不能站立。检查所见右小腿上部皮下淤血、肿胀、压痛，有骨擦音，膝关节活动受限，足不能背屈，小腿外侧和足背感觉丧失，足背动脉搏动消失。X 线片显示胫骨上 1/3 骨折，腓骨颈骨折。

试分析胫骨及腓骨上段骨折易损伤的结构，足背动脉搏动消失的原因，足下垂不能背屈及小腿外侧和足背感觉丧失的原因。

【学习评估】

单项选择题

1. 腕不能伸直是何神经损伤？（　　　）

A. 桡神经　　　B. 尺神经　　　C. 正中神经　　　D. 腋神经　　　E. 肌皮神经

2. 关于胸神经支配的阶段性描述，何者错误？（　　　）

A. 胸 2 相当于胸骨角平面　　　　　　　B. 胸 6 相当于剑突平面

C. 胸 8 相当于肋弓平面　　　　　　　　D. 胸 10 相当于脐平面

E. 胸 12 相当于耻骨联合上缘平面

3. 支配肱二头肌的神经是（　　　）。

A. 正中神经　　B. 尺神经　　　C. 肌皮神经　　　D. 腋神经　　　E. 桡神经

4. 支配肱三头肌的神经是（　　　）。

A. 桡神经　　　B. 肌皮神经　　C. 腋神经　　　D. 正中神经　　　E. 尺神经

5. 肱骨中段骨折易伤及（　　　）。

A. 腋神经　　　B. 正中神经　　C. 桡神经　　　D. 尺神经　　　E. 肌皮神经

学习评估答案

NOTE

6. 下列关于脊神经的叙述,正确的是(   )。

A. 共 31 支   B. 管理躯体骨骼肌的运动

C. 前支较粗大   D. 神经丛左、右不对称

E. 只含有躯体感觉和躯体运动纤维

7. 腓骨颈骨折时易损伤(   )。

A. 腓总神经   B. 胫神经   C. 腓浅神经   D. 腓深神经   E. 隐神经

8. 某患者外伤后出现脐平面以下区域皮肤麻木,考虑是脊髓损伤所致,你认为其损伤部位应是(   )。

A. 第 7 胸椎平面的第 10 胸髓节段

B. 第 8 胸椎平面的第 10 胸髓节段

C. 第 3 腰椎平面的第 9 胸髓节段

D. 第 10 胸椎平面的腰髓

E. 以上都不是

9. 下列关于坐骨神经的叙述,正确的是(   )。

A. 一般由梨状肌上孔出骨盆   B. 发自腰丛

C. 支配大腿后群肌   D. 支配大腿内侧肌群

E. 以上都不是

10. 支配三角肌的神经是(   )。

A. 腋神经   B. 肌皮神经   C. 正中神经

D. 尺神经   E. 以上都不是

(陈永峰)

【参考文献】

[1] 柏树令,应大君. 系统解剖学[M]. 8 版. 北京:人民卫生出版社,2013.

[2] 刘执玉. 系统解剖学[M]. 北京:科学出版社,2007.

实验二十一 脑神经和内脏神经

【思维导图】

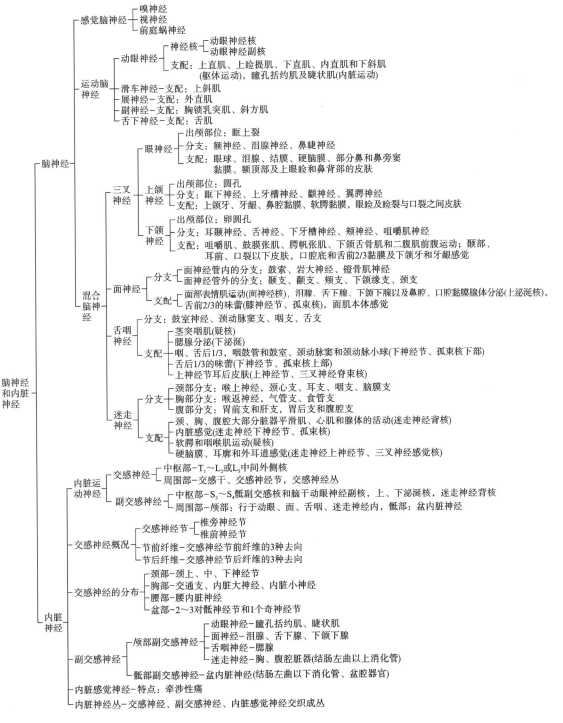

NOTE

【实验目的】

（1）掌握脑神经的数目、名称、总的纤维成分，动眼神经、三叉神经、面神经、迷走神经、舌下神经的主要分布及其一般功能，内脏神经系统的区分及分布，交感和副交感神经低级中枢的位置。

（2）熟悉脑神经出入颅部位，视神经、滑车神经、展神经和副神经的主要分布和一般功能，内脏运动神经与躯体运动神经的区别，灰、白交通支，交感干的位置和组成。

（3）了解嗅神经、前庭蜗神经、舌咽神经的主要分布及一般功能，腹腔神经节、肠系膜上神经节、肠系膜下神经节的位置，交感神经节前纤维和节后纤维的去向，内脏感觉的特点等。

【实验内容】

一、脑神经

观察脑神经结构，认真学习脑的外形和颅骨的相关裂孔解剖结构，有时需要在不同标本或模型上配合观察。

记忆口诀：一嗅二视三动眼，四滑五叉六外展，七面八听九舌咽，十迷一副舌下完。

1. 嗅神经 最短的脑神经，取保留鼻中隔的头部矢状切面标本，观察可见上鼻甲、鼻中隔黏膜内有 15～20 条嗅丝，向上穿筛孔，终于大脑下面的嗅球。

2. 视神经 取头横切面，在去眶上壁的标本上，观察可见眼球后极偏内侧有粗大的视神经出眼球，经视神经管入颅腔与间脑前方的视交叉相连。

3. 动眼神经 用同上的标本并配合附有脑神经根的标本观察，可见中脑腹侧大脑脚间窝发出的动眼神经，经过海绵窦穿眶上裂入眶，达眼的上、下、内直肌，下斜肌和上睑提肌，还有一小支与睫状神经节相连（是动眼神经副交感核的纤维，换神经元后分布到瞳孔括约肌和睫状肌）。

4. 滑车神经 用同上的标本观察，可见由中脑背侧下丘下方发出的滑车神经，绕大脑脚至腹侧，向前经海绵窦穿眶上裂入眶内，支配上斜肌。

5. 三叉神经 取三叉神经标本和模型观察，可见三叉神经连于脑桥，往前行于颞骨岩部，在硬脑膜下方有膨大的三叉神经节，从节上发出 3 支。结合教材学习分支。

（1）眼神经：经眶上裂入眶内，分支分布于眼球、结膜、角膜、泪腺、鼻腔黏膜及鼻背。眼神经的一个终支，名为眶上神经，它沿眶上壁下面前行经眶上切迹（或眶上孔），分布于上睑和额顶部皮肤。

（2）上颌神经：穿圆孔出颅后经眶下裂入眶改名为眶下神经，分布于眼裂、口裂之间的皮肤。沿途还分支至上颌窦和鼻腔的黏膜，以及上颌牙齿和牙龈等处。

（3）下颌神经：经卵圆孔出颅后立即分为许多分支，其运动纤维支配咀嚼肌，感觉纤维则分布于下颌牙齿、牙龈、颊和舌前 2/3 的黏膜，以及耳前和口裂以下的皮肤。下颌神经的主要分支有下牙槽神经、舌神经。

6. 展神经 可在去眶上壁的标本上观察，其在脑桥延髓沟出脑，经眶上裂入眶内，支配外直肌。

7. 面神经 取脑或脑干标本观察面神经在脑桥延髓沟出脑，入内耳门，经面神经管，最后出茎乳孔（在颅骨和模型上观察），取头部面浅区标本和模型，观察面神经及其分支穿过腮腺，5 组分支呈放射状分布于面部表情肌。结合教材学习面神经内脏感觉（味觉）纤维、内脏运动（副交感）纤维分支。

8. 前庭蜗神经 在耳模型上观察，可见此神经与面神经同行入内耳门，分布到内耳（前庭和耳蜗）。

9. 舌咽神经 此神经由延髓发出后，经颈静脉孔出颅达咽及舌后 1/3，发出颈动脉窦支，达颈动脉窦及颈动脉小球（不易观察到）。

10. 迷走神经 在头、颈、胸部的标本上观察。此神经在延髓侧面离开脑干，经颈静脉孔出颅，在颈部走行于颈总动脉与颈内静脉之间的后方，经胸廓上口入胸腔，通过肺根的后面沿食管下降，经膈的食管裂孔入腹腔达胃和肝等。结合教材学习分支，可在颈部观察：①喉上神经，伴甲状腺上动脉下行分布到喉。②喉返神经，左侧喉返神经绕主动脉弓，右侧喉返神经绕锁骨下动脉，向上走行于食管和气管间沟内。③分布于喉除环甲肌外的大部分喉肌和声门裂以下的喉黏膜。

11. 副神经 在延髓侧面离开脑干，经颈静脉孔出颅，由前向后穿经胸锁乳突肌斜向下连于斜方肌。

12. 舌下神经 在颈部深层标本上观察。首先找到颈外动脉下部，于该动脉前面跨过，连于舌的神经即舌下神经，该神经由延髓锥体外侧离开脑干，经舌下神经管出颅,支配舌肌。

二、内脏神经

内脏神经系统可分为内脏运动神经和内脏感觉神经两种。内脏运动神经又分为交感神经和副交感神经。交感神经和副交感神经各有中枢部和周围部。中枢部已在中枢神经系统学习,本次实验只观察周围部。

1. 交感神经 交感神经节可分为椎旁节(借节间支连成交感干)和椎前节。

1) 交感干 成对位于脊柱的两侧,呈串珠状,上起颅底,下至尾骨的前面,两干合并,终于一个奇神经节。每条交感干各有 22～24 个节,各节借节间支相连。椎旁节可分为颈部、胸部、腰部、骶部和尾部。

(1) 颈部有 3 对神经节,分别称为颈上神经节、颈中神经节和颈下神经节。颈中神经节小,且常常缺如。颈下神经节常与第 1 胸神经节合并形成颈胸神经节(星状神经节)。寻认各神经节与脊神经相连的交通支及发出的心支。

(2) 胸部有 10～12 对胸神经节。寻认以下分支:

①交通支:胸部各节均有交通支与脊神经相连。

②内脏大神经:由第 6～9 胸交感神经节穿出的节前纤维,向下合并而成。此神经向下穿过膈,终于腹腔神经节。

③内脏小神经:由第 10～11(或 12)胸交感神经节穿出的节前纤维,斜向下合并而成。此神经向下穿过膈,终于主动脉肾神经节。

(3) 腰部有 4～5 对腰神经节。

(4) 骶部有 2～3 对骶神经节。

(5) 尾部有 1 个奇神经节。

2) 椎前节 位于脊柱前方,攀附于同名动脉分支的起始处附近,呈不规则的结节状团块,包括腹腔神经节、主动脉肾神经节、肠系膜上神经节和肠系膜下神经节等。

2. 副交感神经 分为颅部和骶部。颅部副交感神经的节前纤维,分别随第 3、7、9、10 对脑神经走行,观察上述 4 对脑神经标本。骶部副交感神经的节前纤维随骶神经前支出骶前孔组成盆内脏神经,参与盆丛。

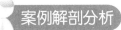案例解剖分析

案例 21-1:患者,男,50 岁,因渐进性右侧听力下降 2 年就诊。

检查结果:①听力图显示为严重的右侧感音神经性听力损失;②CT、MRI 检查显示右侧脑桥小脑三角部位紧贴内耳门处有一个直径约为 3.5 cm 的均匀增强的脑内肿块,与听神经瘤的表现相一致。

试分析该患者若选择手术切除肿瘤,会导致哪些神经的损伤,并解释神经的损伤症状。

案例解剖
分析答案

案例 21-2:患者,女,18 岁,学生,夜间开窗睡觉,早晨起床后发现面部歪斜、变形。

检查结果:①右侧面部表情肌瘫痪,表情动作丧失,右侧额纹消失,右鼻唇沟变浅,口角下垂,右眉下垂,右下眼睑松弛下垂;②右侧不能皱额、皱眉,右眼不能闭合,鼓腮时右侧唇闭合不紧,不能吹口哨;③露齿时嘴歪向左侧,唾液自右口角流出;④说话、进食均有困难,咀嚼时食物滞留于病侧齿颊间隙内;⑤未见其他异常。

试分析患者出现病变,并解释出现上述症状的原因。

【学习评估】

单项选择题

1. 不分布于眼球的神经是(　　　)。

A.眼神经　　　B.面神经　　　C.展神经　　　D.动眼神经　　　E.交感神经

2. 支配眼轮匝肌的神经是(　　　)。

A.眼神经　　　B.上颌神经　　　C.面神经　　　D.副神经　　　E.下颌神经

3. 上牙痛时的传入神经是(　　　)。

A.眼神经　　　B.上颌神经　　　C.下颌神经　　　D.舌下神经　　　E.以上都不对

4. 支配咀嚼肌的神经是(　　　)。

A.眼神经　　　B.下颌神经　　　C.上颌神经　　　D.面神经　　　E.副神经

5. 上颌神经(　　　)。

A.属于混合神经　　　　　　　　　　B.属于感觉神经

C.属于运动神经　　　　　　　　　　D.经卵圆孔出颅

学习评估答案

NOTE

E. 经眶上裂入眶

6. 头、面部皮肤的感觉神经是( )。

A. 面神经　　　B. 视神经　　　C. 三叉神经　　D. 动眼神经　　E. 嗅神经

7. 下列关于三叉神经的叙述,正确的是( )。

A. 含有躯体运动纤维　　　　　　　　B. 为感觉神经

C. 眼神经传导视觉　　　　　　　　　D. 含有特殊内脏运动纤维

E. 以上全不对

8. 下列关于交感神经交通支的说法,错误的是( )。

A. 分灰、白交通支　　　　　　　　　B. 白交通支含节前纤维

C. 灰交通支含节后纤维　　　　　　　D. 胸、腰神经均有白交通支

E. 每对脊神经均有灰交通支

9. 动眼神经的副交感纤维支配( )。

A. 上斜肌　　　　　　　B. 瞳孔开大肌　　　　　　　C. 外直肌

D. 泪腺　　　　　　　　E. 瞳孔括约肌

10. 植物神经不支配( )。

A. 腺体　　　　　　　　　　　　　　B. 骨骼肌

C. 汗腺和竖毛肌　　　　　　　　　　D. 平滑肌

E. 心肌

（李明秋）

【参考文献】

[1]柏树令,应大君. 系统解剖学[M]. 8 版. 北京:人民卫生出版社,2013.

[2]刘执玉. 系统解剖学[M]. 北京:科学出版社,2007.

实验二十二　感觉和运动传导通路, 脑和脊髓的 被膜、血管及脑脊液循环

【思维导图】

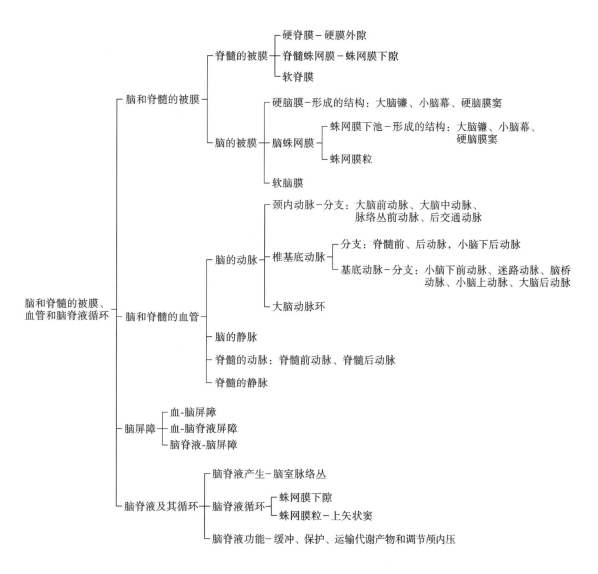

【实验目的】

（1）掌握全身浅感觉的传导通路、躯干和四肢意识性本体感觉传导通路、锥体系统运动传导通路,脑和脊髓被膜的层次名称,脑室的名称、位置,脑脊液的循环途径,大脑动脉环的位置、组成。

（2）熟悉视觉传导通路、瞳孔对光反射通路,硬膜外隙、蛛网膜下隙、蛛网膜粒的位置,硬脑膜窦、终池、小脑延髓池的概念,颈内动脉主要分支名称,大脑中

NOTE

动脉的分布范围。

（3）了解非意识性本体感觉传导通路，锥体外系的组成及功能，大脑镰、小脑幕的位置，海绵窦、上矢状窦、横窦、乙状窦和窦汇的位置及汇入。

【实验内容】

一、传导通路

参照神经系统传导通路的教材等相关资料，在标本和模型上观察、辨认，用笔记或绘画等方式、方法掌握神经元胞体名称及其神经纤维走行和交叉位置，把传导通路知识形象化、具体化，理解交叉平面以上损伤症状出现在对侧，交叉平面以下损伤症状出现在同侧，通过阻断传导通路不同部位和结合临床相关的疾病进行解剖学分析。

1. 感觉传导通路

（1）躯干和四肢意识性本体感觉和精细触觉传导通路：由3级神经元组成，在延髓内交叉。第1级神经元的胞体位于脊神经节内，其周围突随脊神经分布于躯干、四肢的肌、腱、关节和皮肤的感受器，中枢突经脊神经后根进入脊髓后索，来自第5胸节以下的纤维形成薄束，来自第4胸节以上的纤维形成楔束，上行至延髓。第2级神经元胞体位于薄束核和楔束核，由此二核发出的纤维在中线上与对侧交叉即形成内侧丘系交叉，交叉后的纤维称为内侧丘系，经脑桥和中脑，至间脑。第3级神经元胞体位于丘脑腹后外侧核，发出纤维组成丘脑中央辐射，经内囊后肢，主要投射至大脑皮质中央后回的中、上部和中央旁小叶后部（本体感觉和精细触觉），部分纤维投射至中央前回（本体感觉）。

（2）躯干、四肢的浅感觉传导通路：由3级神经元组成，在脊髓内交叉。第1级神经元的胞体位于脊神经节内，其周围突随脊神经分布至躯干和四肢皮肤内的感受器，中枢突通过后根进入脊髓。第2级神经元的胞体位于脊髓后角的固有核，纤维上升1～2个节段经白质前连合交叉到对侧的外侧索和前索内上行，组成脊髓丘脑侧束（传导痛、温觉）和脊髓丘脑前束（传导粗略触觉和压觉），两束向上经延髓、脑桥和中脑，至间脑。第3级神经元胞体位于丘脑腹后外侧核，发出纤维组成丘脑中央辐射，经内囊后肢，主要投射至大脑皮质中央后回的中、上部和中央旁小叶后部。

（3）头面部的浅感觉传导通路：由3级神经元组成，在脑干内交叉。第1级

NOTE

神经元的胞体位于三叉神经节内,其周围突经三叉神经分布于头面部皮肤和黏膜的感受器,中枢突经三叉神经根入脑桥。第 2 级神经元胞体位于三叉神经脑桥核(传导触觉)和三叉神经脊束核(传导痛、温觉),纤维交叉至对侧组成三叉丘系。第 3 级神经元胞体位于背侧丘脑的腹后内侧核,发出纤维组成丘脑中央辐射,经内囊后肢,投射到大脑皮质中央后回下部。

(4) 视觉传导通路:由 3 级神经元组成,在间脑的下丘脑内交叉。感受器为视网膜内的视锥和视杆细胞。第 1 级神经元是双极细胞。第 2 级神经元是节细胞,其纤维延续成为视神经、视交叉(视网膜鼻侧半纤维交叉,颞侧半不交叉)、视束(含有同侧眼视网膜的颞侧半纤维和对侧眼视网膜的鼻侧半纤维)。第 3 级神经元胞体外侧膝状体、纤维组成视辐射,经内囊后肢,投射到大脑皮质距状沟两侧的视区。

(5) 瞳孔对光反射通路:瞳孔对光反射分直接对光反射和间接对光反射,可分别进行瞳孔对光反射实验。光线→视网膜→视神经→视交叉→两侧视束→上丘臂→顶盖前区(中枢)→两侧动眼神经副核→动眼神经→睫状神经节→节后纤维→瞳孔括约肌收缩→两侧瞳孔缩小。

(6) 听觉传导通路:由 3 级神经元组成,在脑桥内交叉。第 1 级神经元胞体位于蜗神经节,其周围突分布于内耳的螺旋器,中枢突组成蜗神经。第 2 级神经元胞体位于蜗神经核,纤维大部分交叉形成斜方体,与对侧小部分纤维形成外侧丘系。第 3 级神经元胞体位于内侧膝状体,纤维组成听辐射,经内囊后肢,投射到大脑皮质颞横回。

2. 运动传导通路

由 2 级神经元管理骨骼肌的随意运动。①上运动神经元,神经元胞体位于中央前回和中央旁小叶前部大脑皮质的锥体细胞,其轴突组成锥体系统,分为皮质核束和皮质脊髓束。②下运动神经元,其胞体位于脑干的脑神经运动核或脊髓前角运动细胞,其轴突分别组成脑、脊神经的运动纤维,支配骨骼肌。

(1) 头颈骨骼肌运动传导通路:由 2 级神经元组成,在脑干内交叉。中央前回下部的锥体细胞,其轴突集合组成皮质脑核束,纤维下行经内囊后肢、大脑脚底中 3/5 的内侧部,陆续分出纤维支配位于脑干的脑神经运动核,除面神经核的下半(支配眼裂以下的面肌)和舌下神经核为对侧皮质核束支配外,其他脑神经运动核(动眼神经核、滑车神经核、展神经核、三叉神经运动核、面神经核的上半、

NOTE

疑核和副神经核)均接受双侧皮质核束支配,脑神经运动核发出轴突组成脑神经支配眼外肌、咀嚼肌、表情肌、胸锁乳突肌、斜方肌和咽喉肌。

(2)躯干四肢骨骼肌运动传导通路:由 2 级神经元组成,在延髓内交叉。中央前回中、上部和中央旁小叶前半部等处皮质的锥体细胞,其轴突集中组成皮质脊髓束,下行经内囊后肢的前部、大脑脚底中 3/5 的外侧部和脑桥基底部至延髓锥体,纤维交叉形成锥体交叉,交叉后的纤维大部分在脊髓外侧索下行,形成皮质脊髓侧束,逐节止于同侧脊髓前角运动细胞,其轴突组成脊神经,支配四肢肌,不交叉的纤维在同侧脊髓前索内下行,称皮质脊髓前束,该束仅达胸节,并经白质前连合逐节交叉至对侧脊髓前角运动细胞,其轴突组成脊神经,支配躯干和四肢骨骼肌的运动。皮质脊髓前束中有一部分纤维始终不交叉而止于同侧前角运动细胞,支配躯干肌。一侧皮质脊髓束受损,主要引起对侧肢体瘫痪。由于躯干肌是受两侧大脑皮质支配的,所以躯干肌的瘫痪不明显。

结合教材等相关资料,认识锥体外系的组成。

二、脑和脊髓的被膜、血管和脑脊液循环

1. 脑和脊髓的被膜

(1)脑的被膜:取已开颅和去掉椎板的标本以及离体脑膜标本观察硬脑膜的主要结构,大脑镰、小脑幕、小脑幕切迹、上矢状窦、下矢状窦、海绵窦、直窦、横窦、乙状窦。用海绵窦标本观察海绵窦的位置、内容物及复习其交通情况。蛛网膜下隙局部扩大形成蛛网膜下池(如小脑延髓池、脚间池、桥池及上池)。在标本上观察蛛网膜粒的形态和位置,观察软脑膜,其薄而富含血管,并伸入沟裂之间。

(2)脊髓的被膜:利用"脊髓连被膜"标本,观察脊髓的 3 层被膜,即硬脊膜、脊髓蛛网膜和软脊膜。在打开椎板的脊髓标本上观察硬脊膜、脊髓蛛网膜、软脊膜的质地和形态。

2. 脑和脊髓的血管

通过全脑标本和脑动脉模型,观察颈内动脉和椎动脉,脑底大脑动脉环、基底动脉、大脑中动脉、大脑后动脉及其主要分支,在脑正中矢状切面标本上观察大脑前动脉及分支。通过全脑和硬脑膜标本,观察大脑浅静脉和硬脑膜窦。利用脊髓标本,观察脊髓前、后动脉。

3. 脑脊液及其循环

在脑室标本、正中矢状切面的脑标本、横切面脑标本及脑脊髓被膜标本上,观察侧脑室、室间孔、第三脑室、中脑导水管、第四脑室、第四

脑室正中孔、第四脑室外侧孔、小脑延髓池、上矢状窦的位置和形态,观察脑室脉络丛、蛛网膜粒。观察脑室铸型、脑的矢状切面、脑的硬脑膜窦等标本,熟悉并掌握脑脊液循环。

案例解剖分析

案例解剖
分析答案

案例 22-1:患者,男,21 岁,背部被刺伤,立刻跌倒,两下肢失去运动。数日右腿稍能活动。一周后右下肢恢复运动,但左下肢完全瘫痪。

检查结果:①左下肢无随意运动,腱反射亢进,Babinski 征阳性;②右侧躯干肋弓水平以下和右下肢丧失痛觉和温度觉,但左侧痛觉、温度觉完好;③左侧躯干剑突以下和左下肢触觉减弱,但右侧触觉未受影响;④左下肢位置觉和运动觉丧失,但右下肢正常。

试分析患者的病变部位,并解释出现上述症状的原因。

案例 22-2:患者,女,30 岁,因逐渐加重的视力下降 6 个月而就诊。

检查结果:①两眼底视神经盘苍白;②双眼颞侧偏盲;③瞳孔对光反射存在;④MRI 检查显示垂体肿瘤。

试分析患者病变累及的结构,并解释出现双眼颞侧偏盲的原因。

案例 22-3:患者,女,41 岁。入院前一天下午做家务时突然出现刀劈样剧烈头痛,于社区医院检查未发现异常即回家,回家后觉头痛加剧,伴喷射样呕吐 2 次,即送我院急诊。患者拒绝行腰椎穿刺检查,予甘露醇后稍好转,回家,次日又因头痛、呕吐再来我院。

检查结果:①腰椎穿刺检查发现脑脊液呈深粉红色,镜检可见大量红细胞,蛋白含量增高,而糖、氯化物含量正常;②视乳头水肿,脑膜刺激征阳性;③头颅 CT 示脑室内高密度影;④颈内动脉造影显示脑出血破入左侧脑室。

试分析左侧脑室内的血到达脊髓蛛网膜下隙的路径,并判断脑脊液能否被大量抽出,有何影响。

【学习评估】

单项选择题

1. 对躯干、四肢深感觉传导通路的描述,错误的是(　　　)。

A.深感觉亦称本体感觉

学习评估答案

B.精细触觉也在此通路中传导

C.第 1 级神经元胞体在脊神经节内

D.第 2 级神经元胞体在后角固有核

E.第 3 级神经元胞体在丘脑腹后外侧核

2.躯干、四肢痛温感觉传导通路的交叉部位在（　　　）。

A.内侧丘系交叉　　　　　　　　B.脑桥　　　　　　　　　　　C.白质前连合

D.间脑　　　　　　　　　　E.锥体交叉

3.一患者右手不能感知其位置,可能是由于损伤了（　　　）。

A.左侧薄束　　　　　　　　　B.左侧楔束　　　　　　　　C.右侧楔束

D.右侧薄束　　　　　　　　E.右侧内侧丘系

4.薄束和楔束止于（　　　）。

A.脊神经节　　　　　　　　　　　　　B.脊髓后角

C.薄束核和楔束核　　　　　　　　　　D.背侧丘脑

E.脊髓前角

5.躯干、四肢意识性本体感觉传导纤维（　　　）。

A.在脊髓经外侧索向上传导

B.在延髓大部分交叉

C.交叉后纤维上行称外侧丘系

D.第 3 级神经元胞体在丘脑腹后内侧核

E.第 2 级神经元胞体是薄束核和楔束核

6.视交叉中央部损伤导致（　　　）。

A.左眼颞侧视野偏盲　　　　　　　　B.左眼鼻侧视野偏盲

C.右眼颞侧 1/4 视野偏盲　　　　　　D.右眼鼻侧视野偏盲

E.右眼鼻侧 1/4 视野偏盲

7.不参与意识性本体感觉传导的是（　　　）。

A.薄、楔束　　　　　　　　B.内侧丘系　　　　　　　　C.丘脑腹后核

D.脊神经节　　　　　　　E.大脑脚底

8.营养内囊的动脉主要是（　　　）。

A.大脑前动脉的分支　　　　　　　　　　B.大脑后动脉的分支

C.大脑中动脉的皮质支　　　　　　　　　D.大脑中动脉的中央支

NOTE

E. 基底动脉

9. 不参与构成大脑动脉环的是（   ）。

A. 前交通动脉   B. 大脑中动脉   C. 大脑后动脉

D. 后交通动脉   E. 颈内动脉

10. 产生脑脊液的结构是（   ）。

A. 蛛网膜   B. 脉络膜   C. 脉络丛   D. 蛛网膜粒   E. 软脑膜

（李明秋）

【参考文献】

[1]柏树令,应大君.系统解剖学[M].8版.北京:人民卫生出版社,2013.

[2]刘执玉.系统解剖学[M].北京:科学出版社,2007.

第二部分 综合实验

综合实验一 新鲜猪喉、气管和肺解剖观察

【实验目的】

由于猪的解剖和生理与人相近,因此广泛应用于医学研究及教学工作。下面通过对猪喉、气管、肺的解剖观察及对人喉、气管、肺的分离标本及模型的观察,掌握器官与功能相统一的形态结构特点。

(1)掌握喉的位置、喉软骨的形态及其连接,了解喉肌的配布和作用。

(2)掌握喉腔的形态结构和分部。

(3)掌握气管的位置及气管软骨的形态特征。

(4)掌握左、右主支气管的差别。

(5)掌握肺的位置、形态、分叶。熟悉肺门各结构及其排列;肺叶支气管、肺段支气管及其分支。

【实验内容】

1. 喉的观察内容

(1)喉软骨:在新鲜猪喉标本上识别甲状软骨,观察猪甲状软骨(位置及前角、上切迹、上角、下角)、环状软骨(环状软骨弓及环状软骨板)、杓状软骨和会厌软骨的形态。

①甲状软骨:是最大的喉软骨,由两个对称四边形软骨板构成。两板前缘于正中线上以直角相连部位称前角,前角上端向前突出称为喉结,可在体表摸到。前角上缘两板之间的"V"形凹陷称上切迹。两甲状软骨板后缘游离,向上、下各形成一对突起分别称上角、下角。

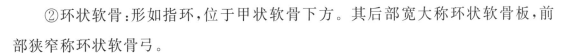

②环状软骨:形如指环,位于甲状软骨下方。其后部宽大称环状软骨板,前部狭窄称环状软骨弓。

③杓状软骨:左右各一,位于环状软骨板上缘两侧,形如三棱锥,尖上底下。底与环状软骨板相关节,底有两个突起,外侧为肌突,前方为声带突。其是重要韧带和肌肉附着处。

④会厌软骨:形如上宽下窄的树叶,下端贴附在甲状软骨前角的后面,前面稍隆凸,后面凹陷至对向喉腔。当吞咽时恰好盖住喉口,防止食物和水进入喉腔。

(2)喉的连接:观察猪喉软骨的连接。

在喉标本上观察以下结构:①弹性圆锥:为弹性纤维组成的膜状结构,自甲状软骨前角的后面,向下、向后附着于环状软骨上缘和杓状软骨声带突。此膜的上缘游离,张于甲状软骨前角与杓状软骨声带突之间,称声韧带。弹性圆锥前份较厚,张于甲状软骨下缘与环状软骨弓上缘之间,称环甲正中韧带。②方形膜:呈斜方形,由会厌软骨的两侧缘和甲状软骨前角的后面向后附着于杓状软骨的前内侧缘。此膜下缘游离,称前庭韧带。③甲状舌骨膜:连于甲状软骨上缘与舌骨之间。④环状软骨气管韧带:连于环状软骨下缘与第1气管软骨环之间。⑤环甲关节与环杓关节。

(3)喉肌:观察猪喉肌。

人的喉肌标本上重点观察下列肌肉:①环杓后肌:起自环状软骨板后面,肌纤维外上行止于杓状软骨肌突。②环甲肌:起于环状软骨弓,止于甲状软骨板下缘及甲状软骨下角。

(4)喉腔

①猪喉标本观察的重点:观察喉腔的组成,辨认前庭襞、声襞、喉室。比较前庭裂、声门裂的大小;确认喉前庭、喉中间腔、声门下腔的范围。先观察喉口,见其由会厌上缘、两侧杓状会厌襞及杓间切迹围成。

②观察人的喉腔:人的喉腔为自喉口至环状软骨下缘之间。在喉腔中部侧壁上,有2对矢状位的黏膜皱襞,将喉腔分为三部,即喉前庭(喉口与前庭裂平面之间的部分)、喉中间腔(前庭裂平面至声门裂平面之间部分)和声门下腔(声襞与环状软骨下缘之间的部分)。上一对为前庭襞,两侧前庭襞之间的裂隙称前庭裂。下一对皱襞为声襞,内含声韧带及声带肌。前庭襞与声襞之间的隐窝称喉

NOTE

室。位于两侧声襞与杓状软骨基底部之间的裂隙为声门裂,分为前 3/5 的膜间部和后 2/5 的软骨间部。

2. 气管与主支气管的观察内容

取猪的气管与支气管标本,观察气管软骨及其后壁的形态;辨认气管杈、气管隆嵴的位置、形态,熟悉气管的结构特点。比较左、右主支气管的差别。

人的气管软骨为后壁略平的圆筒形管道,由 15～20 个"C"形气管软骨环及环间韧带连接而成,气管软骨的缺口由平滑肌和结缔组织组成的膜壁封闭。

气管向下在胸骨角平面分为左、右主支气管,分叉处称气管杈,在切开气管下段的标本上观察气管隆嵴的位置与形态。主支气管是自气管杈至肺门的管道,注意观察左、右主支气管的差异,左主支气管细、长,走向较倾斜;而右主支气管较粗、短,走向较陡直,故气管异物多坠入右主支气管。

3. 肺的观察内容 观察猪肺的外形,包括形态、质感、颜色,观察肺裂、肺叶,识别肺门各结构及其排列。自肺门处沿器官剖割观察肺叶支气管、肺段支气管及其分支。与人的肺进行比较。

(1) 肺的位置、形态:肺位于胸腔内,纵隔两侧,右肺较宽短,左肺较狭长。小儿肺呈淡红色,成年人肺内因有尘埃沉积呈深灰色,并有许多黑色斑点,老年人肺呈蓝黑色。在人的肺固定标本上观察:肺形态呈半圆锥形,分为一尖、一底、两面、三缘。肺尖较圆钝,通常高出锁骨内侧 1/3 上方 2～3 cm。肺底(膈面)略上凹。肋面圆凸。内侧面亦称纵隔面,朝纵隔,其中部的凹陷称肺门,有主支气管、肺动静脉、支气管动静脉、神经及淋巴管等出入,所有这些结构被结缔组织包裹称肺根。肺前缘、下缘锐利,后缘圆钝。左肺前缘在第 4 肋以下向外倾斜,形成心切迹,切迹下方的突起称左肺小舌。左肺被斜裂分为上、下两叶,右肺被斜裂和水平裂分为上、中、下三叶。

(2) 肺内支气管与肺段:主支气管在肺门处分为叶支气管入肺,再分为段支气管,每个肺段支气管及其分支与所属肺组织共同构成一个肺段。肺段支气管在肺内反复分支形成支气管树。上述结构可在支气管树模型上观察。

【临床解剖要点】

1. 气管切开术的切口位置 观察喉和气管交界处的器官,并确定气管切开术的切开位置。

(1) 切开皮肤、浅筋膜、深筋膜、肌层后充分暴露甲状腺峡部,若峡部过宽,可在其下缘稍加分离,用拉钩将峡部向上牵引,必要时也可将峡部夹持切断缝扎,以便暴露气管。分离过程中,两个拉钩用力应均匀,使手术野始终保持在中线,并经常以手指探查环状软骨及气管,使其保持在正中位置。

(2) 气管切开:确定气管位置正中后,一般于第 2～4 气管环处,用尖刀片自下向上挑开 2 个气管环(切开第 4～5 气管环者为低位气管切开术),刀尖勿插入过深,以免刺伤气管后壁和食管前壁,引起气管食管瘘。也可在气管前壁上切除部分软骨环,以防切口过小,放管时将气管壁压进气管内,造成气管狭窄。

2. 左、右主支气管的形态差别 支气管异物右侧多见。因为右主支气管又宽又短又陡,左主支气管又长又细又水平;气管隆嵴偏左。

(恩和吉日嘎拉)

【参考文献】

[1]柏树令,应大君. 系统解剖学[M]. 8 版. 北京:人民卫生出版社,2013.

[2]高秀来. 系统解剖学[M]. 3 版. 北京:北京大学医学出版社,2013.

[3]汪剑威,高尚. 人体解剖学实验指导[M]. 北京:北京大学医学出版社,2016.

[4]刘星,汪剑威. 系统解剖学实验教程[M]. 北京:北京大学医学出版社,2010.

[5]徐国成,韩秋生,霍琨. 人体解剖学彩色图谱[M]. 沈阳:辽宁科学技术出版社,2010.

NOTE

综合实验二　新鲜猪肾解剖观察

【实验目的】

掌握新鲜猪肾的外形,比较猪肾和人肾脏在外部形态结构上的差异。

【实验内容】

1. 外形　新鲜猪肾似蚕豆形,表面光滑,红褐色。肾长约 11.5 cm,宽约 5.5 cm,厚 3～4 cm,重 120～150 g。可分为上、下端,内、外缘,前、后面。上宽下窄,外凸内凹,前隆后平。上端宽而薄;下端窄而厚。外缘呈弓状隆凸;内侧缘中部陷凹,称肾门,有肾动脉、肾静脉、淋巴管、神经和肾盂出入。通过肾门的结构称肾蒂。肾蒂内主要结构排列从前至后是肾静脉、肾动脉、肾盂。

2. 内部结构

(1) 肾实质:分皮质和髓质(在肾的额状切面上观察)。①肾皮质:位于浅部,色较深。但部分伸入深部髓质之间,称为肾柱。皮质主要由肾小体和肾曲小管构成。②肾髓质:位于肾皮质的深部,色较淡,由若干个肾锥体构成,每个肾锥体有密集呈放射状排列的条纹。肾锥体底朝皮质,尖端圆钝,称肾乳头。朝向肾窦。

(2) 肾的排泄管:①肾小盏:为包围肾乳头的漏斗状短管。②肾大盏:由 2～3 个肾小盏集合成的扁管。③肾盂:由肾大盏集合成的漏斗状的扁管,出肾门后续于输尿管。④肾窦:由肾门伸入肾实质的凹陷称为肾窦,为肾实质围成的腔,容纳肾小盏、肾大盏、肾盂以及血管、神经、淋巴脂肪等。

3. 肾的被膜　由内向外有肾纤维囊、肾脂肪囊、肾筋膜三层。

(1) 肾纤维囊:紧贴肾实质表面,由致密结缔组织及少量弹性纤维构成,正常肾容易剥离。

(2) 肾脂肪囊:包裹在肾纤维囊和肾上腺周围的脂肪层,在肾门处与肾窦内脂肪连续。

(3) 肾筋膜:由腹膜外组织发育成,包被肾脂肪囊,并以结缔组织小梁穿过脂肪囊与纤维囊相连。肾筋膜分前、后层(肾前、后筋膜),两层在肾的外侧缘处

NOTE

愈合。

（李筱贺）

【参考文献】

[1]柏树令,应大君.系统解剖学[M].8 版.北京:人民卫生出版社,2013.

[2]高秀来.系统解剖学[M].3 版.北京:北京大学医学出版社,2013.

[3]汪剑威,高尚.人体解剖学实验指导[M].北京:北京大学医学出版社,2016.

[4]刘星,汪剑威.系统解剖学实验教程[M].北京:北京大学医学出版社,2010.

[5]徐国成,韩秋生,霍琨.人体解剖学彩色图谱[M].沈阳:辽宁科学技术出版社,2010.

NOTE

│ 综合实验三　新鲜猪心解剖观察 │

【实验目的】

（1）掌握新鲜猪心的外形、表面形态结构，比较猪心脏和人心脏在外部形态结构上的差异。

（2）熟练操刀正确解剖猪心，依次观察各心腔的结构，重点观察心腔的入口、出口及瓣膜的形态结构。

（3）仔细追踪左、右冠状动脉起源及其分支分布，联系临床了解冠心病的发病机制。

【实验内容】

1. 新鲜猪心的外形、表面形态结构观察　取新鲜猪心，首先观察外形，找到冠状沟、前后室间沟、心尖、上腔静脉、下腔静脉、主动脉、肺动脉、肺静脉等，逐一观察上述形态结构，注意这些血管与心脏的连接关系。取人心脏标本，比较猪心脏和人心脏在外部形态结构上的差异。

2. 新鲜猪心各心腔解剖观察　首先找到右心耳，拿手术刀沿右心耳内侧缘纵行剖开右心耳前壁，切口长度约 3 cm，暴露右心房内腔，观察其内部结构（对照书本插图），右心耳内面有许多平行的肌性隆起，称梳状肌，固有心腔内面光滑，其上下壁上分别有上腔静脉口和下腔静脉口，在下腔静脉口与右房室口之间有一较小的冠状窦口，右心房的前下部为右房室口，在房间隔的下部有一浅窝称卵圆窝，仔细触摸卵圆窝，估算其形状、大小，仔细观察右房室口的形态，用并拢的手指伸入测试其大小（约可以通过三个手指）。沿右心室前壁中份纵行剖开，切口长度约 5 cm，暴露右心室内腔，仔细观察位于右房室口上的三尖瓣、腱索、乳头肌，注意瓣膜位置、形态，三尖瓣、腱索、乳头肌三者之间的连接关系，联系临床心瓣膜病的发病机制，接着观察位于肺动脉口上的肺动脉瓣，观察其大小、形状和位置，比较其和三尖瓣之间的形态结构差异。

同法剖开左心房，观察其内腔面上的梳状肌，在左心房后壁靠两侧找到肺上、肺下静脉口各二个，观察之，左心房前下方有通左心室的左房室口，仔细观察左房室口的形态,用并拢的手指伸入测试其大小(约可以通过二个手指),比较左、右心房内腔面结构差异。沿左心室前壁中份纵向剖开,切口长度约 4 cm,观察室壁厚度,并和右心室壁做比较,暴露左心室内腔,仔细观察位于左房室口上的二尖瓣、腱索、乳头肌,注意瓣膜位置、形态,二尖瓣、腱索、乳头肌三者之间的连接关系,联系临床心瓣膜病的发病机制,接着观察位于主动脉口上的主动脉瓣,观察其大小、形状和位置,比较其和二尖瓣之间的形态结构差异。最后比较左、右心室在形态结构上的差异,尤其是心壁厚度、瓣膜形态大小、腱索粗细、乳头肌发达程度等方面的差异。

3. 解剖追踪冠状动脉 在主动脉根部左右侧仔细分离心外膜,可见左、右冠状动脉起始部(也可从升主动脉起始处腔内找到冠状动脉的开口),沿升主动脉起始部向上纵行剖开动脉壁,找到冠状动脉开口处,发现左、右冠状动脉分别发自左、右主动脉窦,用镊子循冠状动脉向远处分离,先在升主动脉右侧缘沿冠状沟向右下方查看右冠状动脉及其分支的走行和分布,再在升主动脉左侧缘沿冠状沟向左前下追踪左冠状动脉的分支(前室间支)的走行和分布,再向后下方追踪旋支的走行和分布,查看动脉的供血范围。联系临床冠心病的发病机制。

4. 解剖追踪心脏静脉 心的静脉与动脉伴行,其静脉血经过心大、心中、心小静脉汇入冠状窦,再经过冠状窦口注入右心房,重点观察位于心底下缘的冠状静脉窦及其开口冠状窦的位置和大小。

(吴仲敏)

【参考文献】

[1]吴仲敏,郑景璋.基础医学实验系列教程(形态学分册)[M].杭州:浙江大学出版社,2009.

[2]张建一,陈增保.局部解剖学实验[M].武汉:华中科技大学出版社,2014.

NOTE

| 综合实验四　家兔脊髓损伤观察 |

【实验目的】

（1）以家兔为实验动物，建立脊髓半离断动物模型，观察动物下肢功能改变，验证神经传导途径。

（2）初步了解手术相关操作，如麻醉、器械使用等。

（3）培养学生独立动手能力和团队协作意识。

【实验内容】

一、实验前期准备

1. 器械、耗材、药品的准备　电子秤，兔手术台，手术器械（解剖盘、手术刀柄、止血钳、咬骨钳、手术剪、镊子、持针器等），耗材（手术刀片、缝合针、缝合线、注射器、注射针头、卫生卷纸、棉花、细绳、纱布、实验过程记录表等），25％乌拉坦麻醉剂（以家兔每千克体重使用 4 mL 计算），乙醚棉球等。

2. 预实验　教师进行。

二、实验原理

（1）损伤脊髓一侧外侧索中的皮质脊髓侧束，使其不能支配损伤平面以下脊髓前角运动细胞，造成损伤平面以下的同侧肢体运动障碍。

（2）损伤脊髓一侧后索中的薄束和楔束，使其不能传导损伤平面以下的同侧肢体深感觉和精细触觉至丘脑和大脑皮质的躯体感觉中枢，造成损伤平面以下的同侧肢体深感觉和精细触觉丧失或减退。

（3）损伤脊髓一侧外侧索中的脊髓丘脑侧束和前索中的脊髓丘脑前束，使其不能传导损伤平面以下 1～2 个脊髓节段平面以下的对侧肢体痛、温觉和粗略触觉，造成损伤平面以下的对侧肢体相应感觉丧失或减退。

三、实验过程

（1）取 1.5～2 kg 的家兔一只，雌雄不限，称重，做好实验记录。

（2）观察家兔的行为状态、肢体的运动。

（3）置家兔于兔手术台上，俯卧状，固定家兔四肢于兔手术台。

（4）取 25％乌拉坦麻醉剂（以家兔每千克体重使用 4 mL 计算）经兔耳静脉缓慢注入（注：先用湿棉球擦兔耳边缘显露耳缘静脉，先从耳缘静脉远端处注射，其他同学协助用手固定家兔头和身体，注意用干棉球压迫止血。针头刺入血管时回抽有血即可推药）。

（5）用棉絮刺激兔角膜，无角膜反射时，家兔已进入麻醉状态。（注：手术中若家兔躁动，可用乙醚棉球覆盖家兔口鼻辅助麻醉。）

（6）观察动物心跳和呼吸，确认家兔处于正常生理状态。

（7）剪除背部兔毛，显露家兔第 5～9 胸椎之间的皮肤，用碘伏和 70％乙醇溶液消毒。

（8）用手术剪剪开皮肤和 23 号手术刀分离背肌，显露棘突、椎弓板。

（9）选择第 5～9 胸椎中的第 1～2 节胸椎用咬骨钳去棘突、椎弓板，暴露椎管和硬脊膜。

（10）手术刀依次切开硬脊膜和蛛网膜，显露脊髓。

（11）在显露脊髓的中线处，用 10 号手术剪剪断脊髓左侧半，记录，将肌肉、皮肤逐层简单缝合，手术完毕，将家兔从兔手术台上小心平放在地板上。

（12）对器械、耗材、药品进行清点、清洁。妥善处理手术垃圾。

（13）手术 1～3 h 后家兔可逐渐清醒并开始本能活动，观察家兔脊髓损伤侧的下肢活动情况，健侧下肢的运动情况，做好记录。

（14）按住家兔，屈伸伤侧下肢的膝关节，检测肌张力是否有变化，对侧下肢肌张力是否有变化，做好记录。

（15）用大头针或替代物刺激伤侧下肢皮肤，观察家兔是否有任何反应；刺激对侧下肢皮肤，观察家兔是否有任何反应。

（16）处死和处理动物。

NOTE

四、结果分析

对实验过程和实验结果进行讨论和分析。

（李明秋）

【参考文献】

[1]王震寰,冯克俭.系统解剖学[M].北京:人民卫生出版社,2013.

[2]吴仲敏,李伯友,梁勇,等.局部解剖学与外科手术学整合教学改革研究[J].局解手术学杂志,2015,24(1):106-107.

附表

实验观测指标及结果			

实验项目名称	家兔脊髓损伤实验		
时间	地点		指导教师

实验人员:

指导教师评价:

实验目的:验证性地观察脊髓半离断引起的功能改变,进一步分析、理解运动和感觉传导通路。

实验结果:

表 1   实验前观察家兔肢体功能情况

	肢体	运动功能	肌张力	感觉
左侧	前肢	瘫痪 □ 不瘫痪 □	增强 □ 减弱 □	有(痛温觉)□ 无(痛温觉)□
	后肢	瘫痪 □ 不瘫痪 □	增强 □ 减弱 □	有(痛温觉)□ 无(痛温觉)□
右侧	前肢	瘫痪 □ 不瘫痪 □	增强 □ 减弱 □	有(痛温觉)□ 无(痛温觉)□
	后肢	瘫痪 □ 不瘫痪 □	增强 □ 减弱 □	有(痛温觉)□ 无(痛温觉)□

表 2   实验后观察家兔肢体功能改变

	肢体	运动功能	肌张力	感觉
损伤侧	前肢	瘫痪 □ 不瘫痪 □	增强 □ 减弱 □	有(痛温觉)□ 无(痛温觉)□
	后肢	瘫痪 □ 不瘫痪 □	增强 □ 减弱 □	有(痛温觉)□ 无(痛温觉)□
未损伤侧	前肢	瘫痪 □ 不瘫痪 □	增强 □ 减弱 □	有(痛温觉)□ 无(痛温觉)□
	后肢	瘫痪 □ 不瘫痪 □	增强 □ 减弱 □	有(痛温觉)□ 无(痛温觉)□